W9-ASF-944

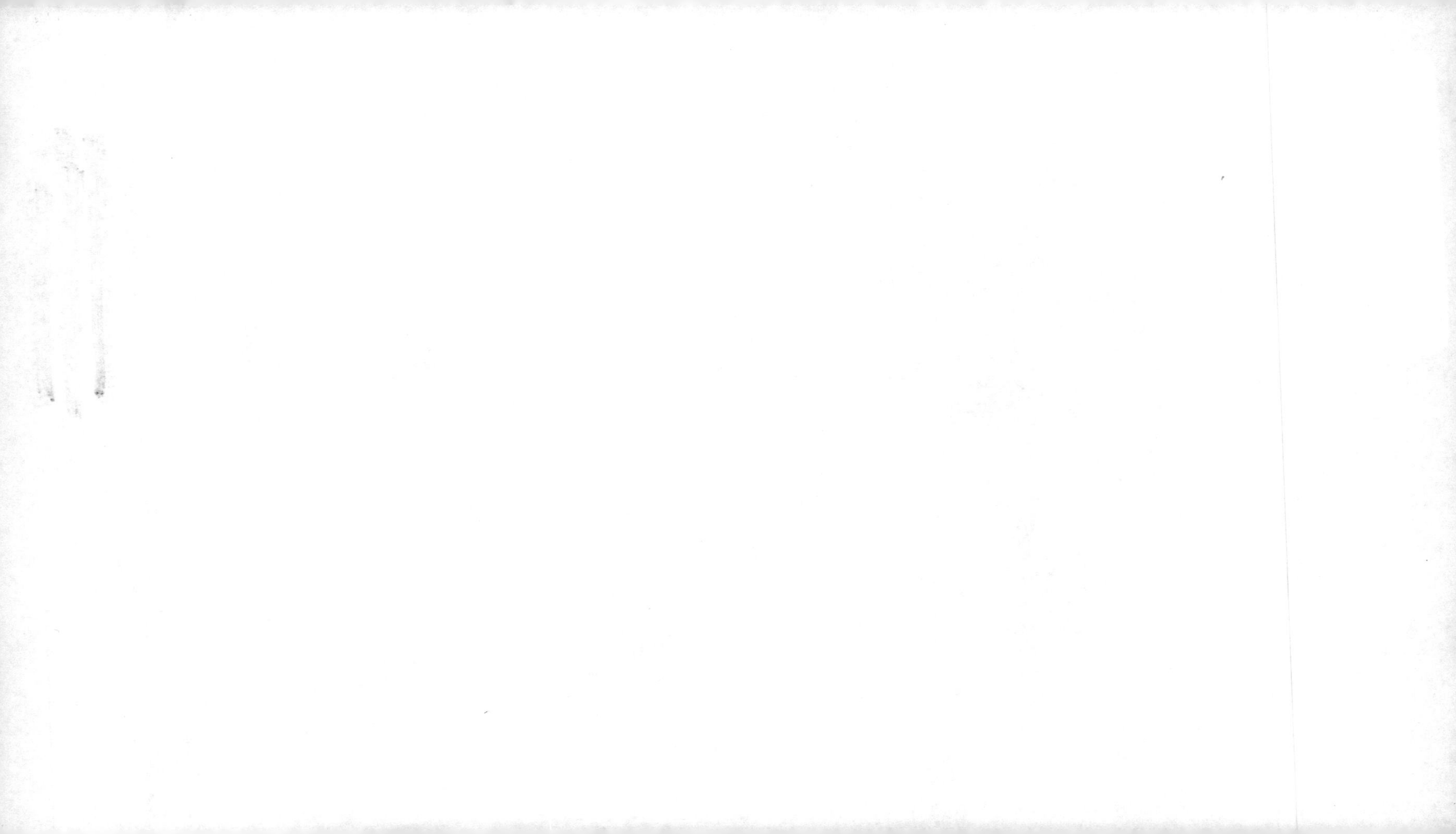

SKINNY **BITCH**

Deja de comer porquerías y conviértete en una pinche flaca envidiable

SKINNY **BITCH**

Deja de comer porquerías y conviértete en una pinche flaca envidiable

*

Rory Freedman y
Kim Barnouin

AGUILAR®

Skinny Bitch

Título original: ***Skinny Bitch***. Publicado por Running Press

De esta edición:

Av. Río Mixcoac 274, Col. Acacias
México, D.F., 03240

Primera edición: Abril de 2013.
ISBN: 978-607-11-2507-1

Traducción: Alejandra Ramos, 2013
Diseño de interiores y cubierta: Ramón Navarro / www.estudionavarro.com.mx

Impreso en México

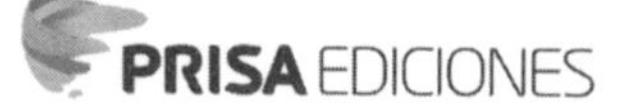

ÍNDICE

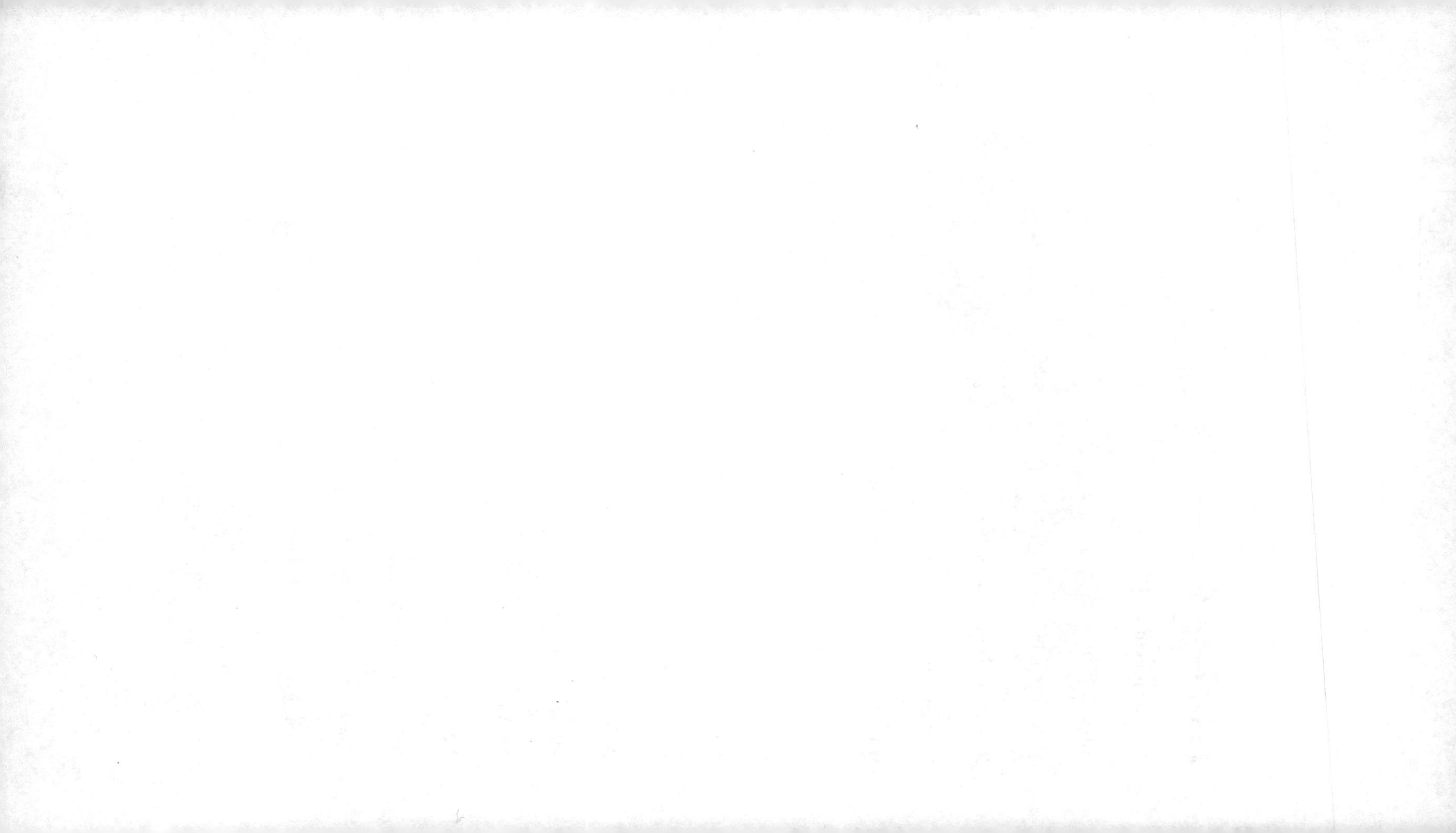

Para Tony Robbins y el doctor Wayne Dyer, con mucho cariño y agradecimiento. Gracias a su trabajo, este libro existe.

A todos los que han hablado con la verdad y han buscado hacer del mundo un lugar mejor mientras influyen dramáticamente en nuestras vidas: les damos gracias y apreciamos todo lo que hacen en nombre de la bondad.

Namasté

AGRADECIMIENTOS

Es con la mayor gratitud que agradecemos a Lyssie Lakatos, Tammy Lakatos-Shames, Talia Cohen, Laura Dail, Jennifer Kasius, Maria Taffera Lewis, Nancy Armstrong, Margarete Glockel y Greg Jones por darle vida a este libro.

Un reconocimiento especial a la aguda visión de Meri Freedman y de la doctora Amy Joy Lanou; un agradecimiento desde el corazón a nuestro *dream-team*: Jon Anderson, Craig Herman, Seta Zink, Peter Constanzo y todos en Perseus Books, Running Press y Creative Artists Agency, por llevarnos al infinito y más allá.

Por su paciente y amable ayuda, damos las gracias a Chloe Jo Berman, James Costa, Matt Green, Bruce Friedrich, Holly Stenberg, Mark Gold, Kristina Johnson, Sara Chenoweth, Harold Brown, Ryan Zinn, Michele Simon, Talia Berman, Danielle Simon, Wayne Pacelle, Jay and Wendy Baxter y Shaun Zaken.

Nos sentimos muy honradas por las generosas contribuciones de C. David Coates, Christine Hoza Farlow, D. C. y Tim VanOrden: no podemos agradecerles lo suficiente.

RORY: Kim, mi compañera de aventuras. No puedo imaginar la existencia que llevaría si nunca nos hubiéramos conocido. Gracias por cambiar el rumbo de mi vida y por iluminarme con tu brillo.

Es con verdadero cariño que agradezco a Tracy Silverman, quien me puso en este camino; a Lauren Silverman que me inspiró a comprometerme más; a Jesse Hildenbrandt, por permitirme lograrlo, y a mis amigos mágicos que recorrieron el camino conmigo: Sue Foley, Todd y Lisa Adamek, Nora Ariffin, Emily Ashba, Dave Feeney, Fara Horowitz, Jill Iacuzzo, Jessica Jonas, Margaret Klinger, Denise Junisch, Lisa Leder, Chris Lucia, Julie Lunderberg, Kerri Meyers, Lori Morgen, Luke Oreffice, Michelle Papas, Andrea Pendas, Brian y MC Permenter, Jackie Popper, Randie Rolantz, Christine Santoro, Kim Snowden, Nora Stein, Louie y Christine Tibolla, Susan Weinberg y a todos mis amigos RP, demasiados para nombrarlos aquí.

A mis abuelas, Florence Freedman y Frances Levine, gracias por sus dosis inacabables de amor y fe. Por su entusiasmo infinito y su apoyo incondicional; agradezco a mi hermana y a mi cuñado, Leslie y Tim Bailey.

Sobre todo, gracias a mis padres, Rick y Merri Freedman; es con mi corazón en la mano que les agradezco por una vida de apoyo y amor inquebrantables.

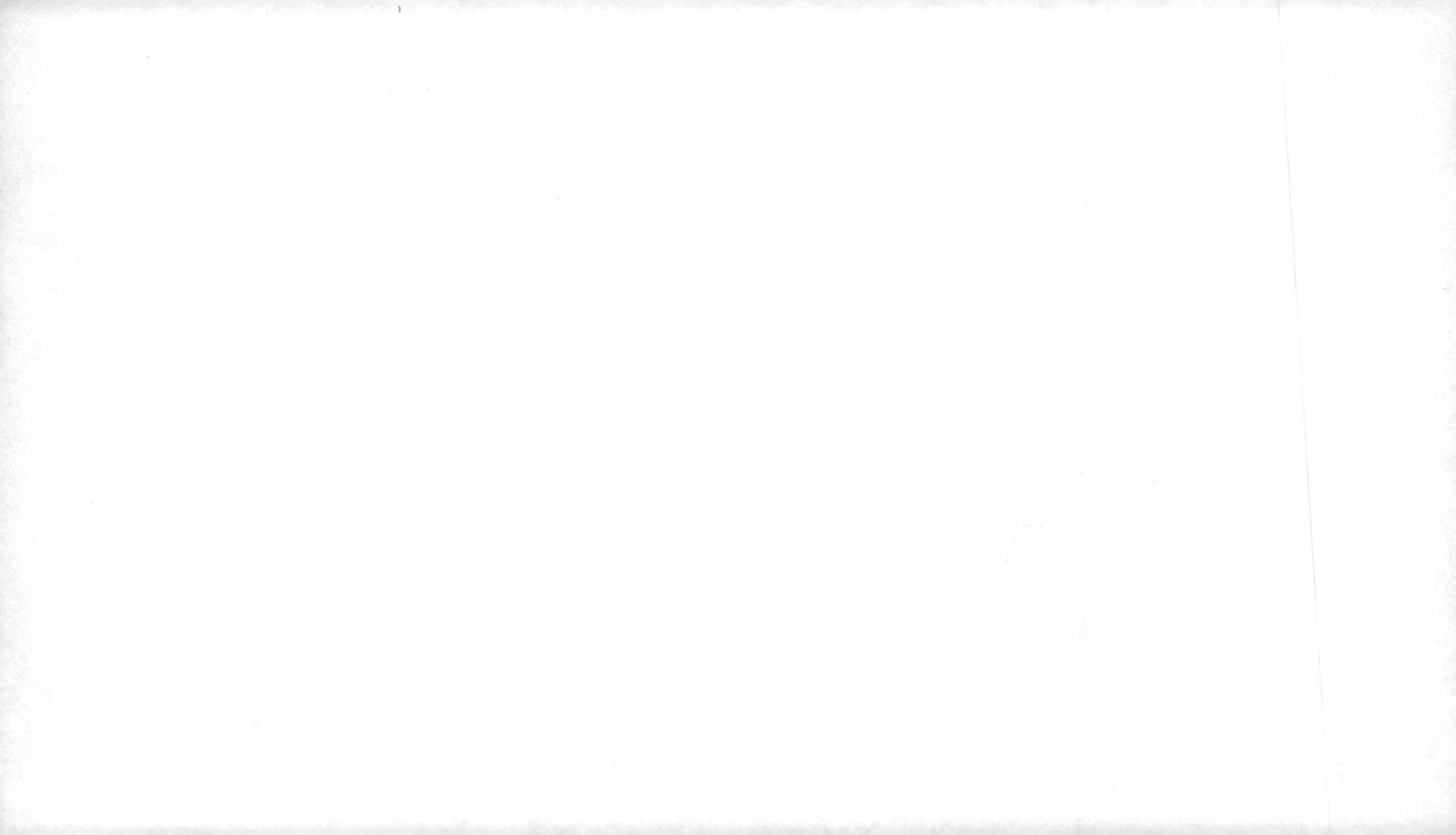

Kim: Rory, amiga increíble y socia de negocios, sin ti, nada de esto estaría pasando. Todos los días agradezco a Dios que nos conociéramos y compartiéramos el mismo sueño. Saltamos y ahí estaba la red esperando. Gracias por saltar conmigo.

Keesha Whitehurst Frederickson, estoy tan contenta de que seas parte de mi vida. Gracias por todas las risas, el cariño y por ser tan especial.

A todos mis amigos que día a día me honran con su presencia, gracias.

Un millón de gracias a mis maravillosos padres, Richard y Linda Robinson, quienes me apoyaron y motivaron en las buenas y en las malas.

Jeri, Chrissy, Amanda, Melissa, Alex y Elliot: ¡los quiero!

Por último, pero no menos importante: mi amor, mi esposo, Stephane. No hay suficientes palabras en ningún idioma para expresar mi amor por ti. Estoy tan agradecida por tu infinita paciencia, fe constante, amor puro y tu interminable apoyo. Me siento muy bendecida de viajar por esta vida a tu lado. *Je t'aime.*

INTRODUCCIÓN ¿Estás harta y cansada de estar gorda? Bien. Si no puedes pasar un día más odiando tu apariencia, estás lista para ser una *Skinny bitch*, o sea una Pinche flaca. No necesitas una especialidad en nutrición para enflacar. No necesitas morirte de hambre para estar flaca. No necesitas matarte horas en el gimnasio para ser más flaca. Sólo necesitas ser más inteligente y usar tu cabeza. En serio; es así de simple. Nos hemos dejado manipular tanto por dietas de moda, artículos de revistas y falsa publicidad que hemos olvidado cómo pensar por nosotras mismas.

Este libro te dice la verdad acerca de la comida para que tomes decisiones inteligentes y responsables sobre tu alimentación. Este conocimiento te convertirá en una auténtica *Skinny bitch*.

Esto no es una dieta. Es una forma de vida. Una manera de disfrutar la comida. Se trata de sentirte sana, limpia, pura y con energía. Es hora de recuperar tu cuerpo y tu mente. Es hora de presumir tu duro trasero al andar por la calle, como si estuvieras en un episodio de *Los ángeles de Charlie*, con música ochentera de fondo. Es hora de que te pasees en tanga como si fueras la dueña del mundo. Es hora de ser más flaca.

1

YA, DÉJALO IR

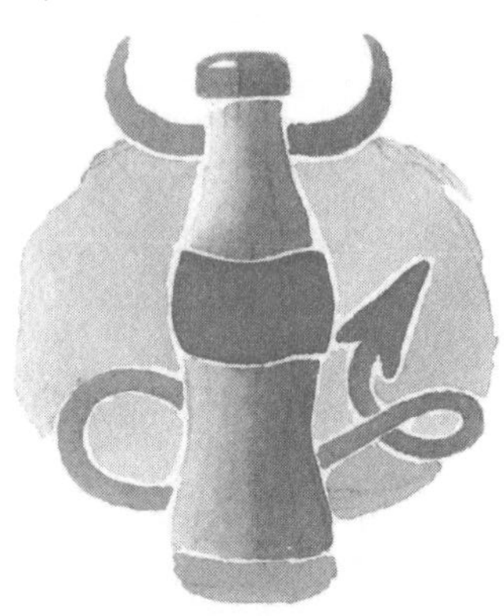

De acuerdo. Usa tu cabeza. Si quieres estar flaca, necesitas estar sana. Lo primero es dejar tus asquerosos vicios: ¡Ni te sorprendas! No puedes seguir comiendo la misma basura y estar flaca. O fumar. Ni siquiera intentes inventar una excusa como: "Si dejo de fumar voy a engordar." Nadie quiere escucharlo. Los cigarros son para los perdedores; son tan 1989 y tan poco *cool*. No sólo destruyen toda la química de tu cuerpo, también matan tus papilas gustativas. Con razón comes basura y chatarra. Fumar está descartado. Déjalo ir.

Sabemos que es más fácil socializar con unos tragos encima pero ser gorda te dificultará la convivencia, sobria o borracha. Beber de manera habitual equivale a tener el síndrome gorda-como-vaca. La cerveza es para los hombres universitarios, no para una *Skinny bitch*; te hace engordar, te infla, te provoca gases. ¿Por qué crees que cuando la gente entra a la universidad gana algunos kilos? Obvio, ¡cerveza! El alcohol es igual de malo; sube los niveles de ácido clorhídrico en tu estómago, atrofiando tu proceso digestivo. Si sufres de mala digestión, no digieres la comida de forma correcta. Esto significa: síndrome gorda-como-vaca. Para empeorar las cosas, algunas bebidas alcohólicas (y los vinos no orgánicos) todavía contienen uretano, un químico que causa cáncer.[1] Otro punto en contra, el alcohol y la cerveza alteran tus niveles de azúcar y esto afecta el funcionamiento de tu cuerpo. Y no te engañes: cuando estás cruda, comes pura porquería. Cambia tus tragos normales por vino tinto orgánico, hecho sin sulfatos. Los sulfatos son aditivos utilizados en vino y comida para extender la vida de anaquel de los productos y evitar el desarrollo de bacterias. Pueden desencadenar problemas como asma o reacciones alérgicas. Aun si el vino es orgánico, puede contener sulfatos. Asegúrate de leer la etiqueta; debe decir "Sin sulfatos". Este elixir mágico –vino tinto libre de sulfatos– es rico en antioxidantes, que previenen el cáncer, reduce el riesgo de derrames, ayuda a aligerar la sangre y tiene flavonoides, que reducen el colesterol. Ya sabes, el vino tinto orgánico es bueno para ti; pero no, no tomes una botella al día. El abuso del alcohol puede causar infertilidad, cáncer, enfermedades infecciosas y cardiovasculares, reducción del córtex cerebral y alteraciones en el funcionamiento de las células. Si necesitas

1 Steinman, *Diet for a Poisoned Planet*, 166-187

ayuda para dejar de beber, busca a Alcohólicos Anónimos o alguna otra organización local que te guíe en este proceso.

Chicas, prepárense: el refresco es Satanás en presentación líquida. Es el diablo, es basura, punto. No hay un sólo ingrediente en los refrescos que deberías introducir en tu cuerpo. Para empezar, los altos niveles de fósforo, sodio y cafeína que contienen provocan pérdida de calcio en el cuerpo. Sabes lo que esto significa: pérdida de densidad ósea, osteoporosis. Además, la última vez que checamos, el azúcar –ingrediente básico del refresco– no te ayuda a enflacar. No te sientas bien si tomas refresco de dieta; ¡es aún peor! El aspartame (ingrediente común en refrescos dietéticos y en la comida sin azúcar) es culpable de varias enfermedades como la artritis, defectos de nacimiento, fibromialgia, Alzheimer, lupus, esclerosis múltiple y diabetes.[2] Cuando el alcohol metílico (o metanol), componente del aspartame, entra en tu cuerpo, se convierte en formaldehído, sustancia tóxica y cancerígena.[3] Los científicos de laboratorio utilizan el formaldehído como desinfectante, ¡carajo, no se lo toman!

Así que la próxima vez que te quejes de que tu trasero está aguado, piensa que tal vez se debe a que, al consumir refresco de dieta, estás manteniendo vivas a las células de grasa. Hasta la fecha, la Administración de Alimentos y Medicamentos (FDA, por sus siglas en inglés); es decir, la agencia encargada

2 Young, *The pH Miracle: Balance Your Diet, Reclaim Your Health*, 90.
3 Gold, "Formaldehyde Poisoning from Aspartane".

de cuidar la salud pública en Estados Unidos supervisando la calidad de alimentos y medicamentos, ha recibido más quejas del aspartame que de ninguna otra sustancia.[4] ¿Quieres más malas noticias? Cuando el aspartame se mezcla con carbohidratos, se reduce la producción de serotonina en el cerebro.[5] Una dosis sana de serotonina es necesaria para mantener tus niveles de felicidad y bienestar. Tomar refresco engorda, enferma y te hace infeliz.

A menos que seas de Marte, has escuchado de los "ocho vasos de agua al día". Si al día tomas tres vasos de Satanás líquido, es muy probable que no estés tomando los ocho vasos de agua. El agua es vital para que tu cuerpo se mantenga limpio y desintoxicado. Literalmente se encarga de tirar toda la basura y las toxinas que tu cuerpo almacena de tu horrible dieta. Puede que estés gorda porque no vas al baño lo suficiente; tomar mucha agua ayuda. Si la falta de sabor del agua te aburre, intenta mejorar su sabor con una rebanada de limón, unas fresas o arándanos. Dile "adiós" al refresco y "hola" a un trasero hermoso.

"No me hables hasta que me haya tomado una taza de café." Mmm, ¡patético! el café es para cobardes. Piensa qué tan socialmente aceptado es que la gente *necesite* una taza de café para despertar. No deberías *necesitar* nada para despertar. Si de verdad no puedes despertar sin una taza de café, quiere de-

4 Steinman, 190.
5 Ibid, 191.

cir que eres un adicto, que tienes problemas graves de sueño o, básicamente, que eres un *snob*. No tomar tu dosis diaria puede parecer el fin del mundo, especialmente si Starbucks es tu lugar favorito para conocer hombres de negocios guapos. Pero el café no es cocaína; pueden aprender a vivir sin él, niñas. La cafeína puede causar dolor de cabeza, problemas digestivos, irritación del estómago y la vejiga, úlceras pépticas, diarrea, estreñimiento, fatiga, ansiedad y depresión. Afecta todos los órganos del cuerpo, desde el sistema nervioso hasta la piel. La cafeína eleva los niveles de estrés en las hormonas, inhibe las enzimas encargadas de limpiar el cuerpo y sensibiliza las terminales nerviosas.[6] Un estudio incluso liga el consumo de cafeína con el incremento en la susceptibilidad a la diabetes.[7] Pero tampoco corras por un descafeinado. El café, regular o *decaf*, es demasiado ácido.[8] Las comidas altas en ácido incrementan la producción de células de grasa para mantener el ácido lejos de tus órganos.[9] (Por favor, no confundas este ácido con el de los cítricos y otras frutas. Esto lo discutiremos más adelante.) Así que el café es igual a células de grasa. Por cierto, también te deja un pésimo aliento. Encima de todo, los granos de café son tratados con pesticidas químicos; uno de ellos, D-D-7, ha sido prohibido en Estados Unidos pero sigue utilizándose en los campos cafetaleros de otros países.[10] Así

6 "Caffeine", ecuremelife.com
7 "Unhealthy link found between caffeine and diabetes", CBC Health & Science News.
8 Young, 51.
9 Ibid., 24-25.
10 Howell, "Why Choose Organic Coffee"

que cada día lo empiezas con una dosis de veneno. Agrega azúcar, un chorrito de leche o crema y serás gorda por siempre. Si disfrutas una taza de café ocasional, está bien. Pero si lo necesitas, déjalo ir.

Una mejor forma de empezar el día es con una taza de té herbal sin cafeína, de preferencia orgánico. El té verde descafeinado es como una droga maravilla. Tiene cualidades antiedad y antioxidantes que le han ganado una reputación importante en la prevención del cáncer, en combatir alergias y en la reducción de la presión alta. Pero tampoco abuses porque podrías provocar piedras en el riñón. Si tienes que ir a una cafetería, hazlo, pero sustituye ya tu café por té. ¿Extrañas tu dosis de cafeína? Toma un jugo recién hecho para un golpe de energía instantáneo. Una vez que te deshagas de tu adicción a la cafeína, el jugo recién exprimido será tu mejor despertador.

La comida chatarra jamás dejará de existir. Cada minuto, los laboratorios desarrollan olores, sabores y colores artificiales que la hacen más seductora, pero también surgen conservadores tóxicos y aceites hidrogenados que pueden detener el corazón. Sabemos que es casi imposible resistirse, pero nadie en la historia ha enflacado alimentándose de basura. Usa tu cabeza. Dulces, papitas, helado... son el paraíso pero van a asentarse en tus caderas y a quedarse ahí todo el año. No sólo están inundados con grasas saturadas, azúcar, aceites hidrogenados, calorías y colesterol, también contienen suficientes residuos químicos como para hacer crecer vello en tu pecho.

¿Has oído hablar del hidroxibutilanisol (BHA, por sus siglas en inglés) o hidroxibutiltolueno (BHT)? La mayoría no tiene idea de qué hablamos, aunque estos conservadores están en la comida o en su empaque.[11] La FDA no requiere que las compañías declaren su existencia en los empaques, sin embargo, es posible que entren en contacto con la comida. La comida chatarra tiene una vida de anaquel de 22 años y probablemente dure más en tu trasero. Así que antes de decidir que eres brillante por comprar botanas *light*, *fat-free* o "bajas en grasa", piensa en las palabras "tormenta de químicos de mierda". Lee los ingredientes. ¿De verdad crees que los aceites hidrogenados o los huevos o la leche no van a engordarte? Abre los ojos, reina. Por cierto, el azúcar, como el café, crea un ambiente ácido en tu cuerpo.[12] Ya aprendiste que las comidas con ácidos hacen que tu cuerpo produzca células de grasa. Está fácil, comes azúcar, engordas. Punto. Si arrastras tu flojera a una tienda de comida sana, encontrarás un pasillo de "comida chatarra aceptable". Las botanas no culposas son tan ricas que, del gusto, vas a hacer ruedas de carro desnuda en tu sala. No estamos diciendo que si quieres estar flaca, jamás vas a probar una botana o un postre en tu vida; solo tienes que encontrar nueva comida chatarra. En el capítulo 11 te daremos una lista de "comida chatarra aceptable" tan rica que te pondrá duros los pezones.

11 Steinman, 355.
12 Young, 75.

¿Eres una *junkie* de medicamentos? ¿Cada vez que medio estornudas, medio toses, medio te duele algo compras algún medicamento que no necesita receta? No seas chillona. Nuestros cuerpos –si los cuidamos bien– funcionan como máquinas perfectas. El cerebro nos avisa que algo anda mal cuando nos manda dolores o incomodidades; cuando por el primer síntoma nos atascamos de pastillas, solo escondemos el problema, no lo resolvemos. Cada vez que tomas medicamentos interfieres con la forma natural que tiene tu cuerpo de curarse. Lo que haces es recibir esas señales que te avisan que hay un problema y, después, mandas señales falsas a tu cerebro. Si tienes dolor de cabeza, tal vez sólo estás cansado, deshidratado o tienes una alergia menor; quizá es una reacción a alguna porquería que comiste; tomarte dos aspirinas no es la respuesta. Si tienes mocos, es tu cuerpo diciéndote que hay algo dentro de ti que te está haciendo daño, y lo saca a través de la mucosa. Pero tú, reina del drama, decides tomarte una medicina para la gripe, ¡en vez de dejar que te salgan tres mocos! Ahora sí, ya jodiste todo.

Las medicinas están hechas de químicos. No importa que la FDA apruebe los medicamentos, también aprueba el uso de aspartame. Usa tu cerebro; parece mentira que aún creas que es bueno meterte químicos al cuerpo. Todo medicamento tiene una lista de efectos secundarios. Esto significa que tomar una medicina puede hacerte sentir bien al principio pero, eventualmente, joderá otra parte de tu cuerpo. Claro, los cólicos duelen hasta el alma... ¿adivina qué? ¡De eso se trata! Cada mes aguantas los dolores de abdomen (sin medicamentos) porque tu cuerpo se está preparando para el dolor de parto. Así que aguántate; deja de meterte con la madre naturaleza.

Obviamente, si tomas algún medicamento con receta, debes consultar con tu médico antes de dejarlo.

Olvídate de pensar que puedes ser sedentaria y estar flaca. Necesitas hacer ejercicio, floja. Comer mejor, automáticamente mejorará todos los aspectos de tu salud pero aun así, debes hacer ejercicio. Cualquiera con medio cerebro puede descifrar esto: cuando lo acompañas de una buena dieta, el ejercicio te ayuda a perder peso más rápido. No necesitas estar siete días de la semana en el gimnasio; de hecho, no deberías, tanto ejercicio es malo, te puedes deshidratar o desarrollar artritis, osteoporosis, desgarres, torceduras y hasta fracturas. Ejercitarse de más también puede causar niveles demasiado bajos de grasa corporal; esto altera el ciclo menstrual y causa problemas reproductivos.[13] Quieres ser una *Pinche flaca*, no una ratita indefensa. Veinte minutos de cardio, cinco días a la semana, es un buen comienzo. Después de un par de semanas, aumenta la intensidad. Dependiendo de tu meta física, puedes incrementar el tiempo de cardio o bien, incorporar ejercicios de fuerza a tu rutina. Intenta hacer ejercicio en la mañana; cuando ponemos el cuerpo en movimiento, se eleva nuestro ritmo cardiaco y la profundidad de la respiración, y así, quemamos

13 Waehner, "Exercise Bulimia: the New Eating Disorder".

grasa todo el día.[14] Pero no importa a qué hora hagas ejercicio, te harás adicta antes de lo que te imaginas. Cuando estamos lo suficientemente activas, nuestro cerebro libera endorfinas; el ejercicio quema grasa, mejora la circulación, regula tu sistema digestivo, define tus músculos, te hace más fuerte y hasta desintoxica tu cuerpo cuando sudas. Además, al hacer ejercicio, es más fácil alejarte de la comida chatarra y tener apetito de elefante todo el día. Es un ganar-ganar. ¡Levántate!

14 Pert, *Molecules of Emotion*, 321-322.

2

CARBOHIDRATOS:
La Verdad

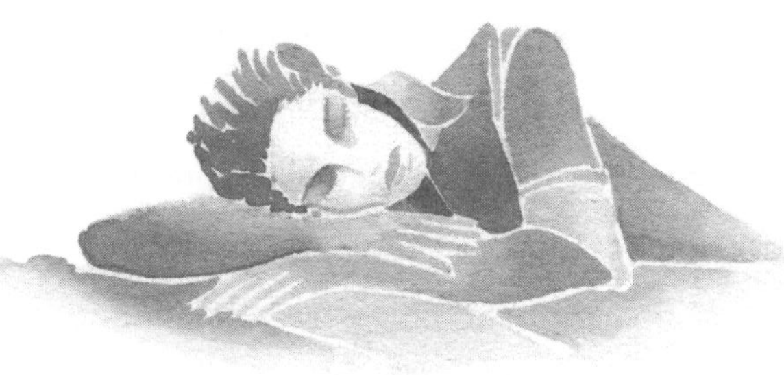

El mundo nunca ha visto una dieta más ridícula que el fenómeno de "no carbohidratos". Todos los restaurantes, tiendas y cadenas de comida rápida cedieron ante esta ridiculez. Hasta las compañías de refrescos y cervezas gastaron millones de dólares desarrollando y promocionando bebidas sin carbohidratos. Todos quisieron subirse al vagón para capitalizar, de una forma u otra, su producto con esta moda, fuera sana o no. No lo es.

Los carbohidratos son un compuesto hecho de carbón, hidrógeno y oxígeno: *vitales* para dotar a nuestros cuerpos y cerebros de energía. Sin ellos, seríamos zombies comatosos. Cuando comemos, nuestro cuerpo convierte los carbohidratos de la comida en glucosa y nos brindan energía inmediata; el resto lo almacena como glucógeno.

Pero no todos los carbohidratos son iguales. Hay dos tipos: simples y compuestos. Los carbohidratos simples apestan, son tan benéficos nutricionalmente como papel de baño mojado. Básicamente están hechos de azúcar y ésta se libera demasiado rápido, casi de forma violenta, en nuestro cuerpo, causando euforia inmediata, pero siempre seguida de un bajón de energía. Esto nos deja hambrientos y con ganas de comer más.

Los carbohidratos complejos se componen de almidón y fibras que se liberan gradualmente, funcionando como una fuente de energía constante. Nos hacen sentir llenas y satisfechas, se descomponen fácilmente y liberan energía. Algunos carbohidratos simples de mierda son harina blanca, pasta blanca *(durum semolina)*, arroz blanco y azúcar. Ellos son los culpables de la mala reputación de los carbohidratos. Por alguna estúpida razón, los fabricantes de comida pensaron que no compraríamos sus productos si no eran blancos y esponjosos, así que tomaron los granos naturales, como arroz y trigo, y les quitaron todos sus nutrientes, vitaminas y minerales para lograr el cambio en su color y textura. Este proceso de refinamiento compromete la integridad nutricional de la comida –y todo por las estúpidas apariencias. Claro que después las compañías vuelven a poner esos nutrientes y llaman a sus productos "fortificados"; no tiene caso meterse con la madre naturaleza. Nuestros cuerpos no pueden absorber tan fácilmente estos minerales añadidos.[15] Trágicamente, la mayoría de los

15 Whitney y Rolfes, *Understanding Nutrition*, 44.

cereales, pastas, arroces, bagels, panes, galletas, panqués, pasteles y pan dulce son bastardos del robo o la reincorporación de nutrientes.

Pero no temas. Hay tantos carbohidratos complejos (madre naturaleza es generosa) que jamás extrañarás los simples. Regocíjate en la gloria de papas, camotes, ñames, cebada, maíz, arroz integral, frijoles, habas, lentejas, quinoa, mijo, pasta integral, trigo y verduras. Sumérgete y disfruta el dulce sabor del pan y los panqués hechos de trigo y otros granos integrales. (Los granos integrales no han sido blanqueados, despojados o refinados y aún tienen todos sus nutrientes originales.) No olvides las verduras y las frutas, carbohidratos complejos que le dan a tu cuerpo vitaminas, minerales y fibra.

Sí, leíste bien, frutas. Come todas las que quieras. Lo peor de la locura de "no carbohidratos" es la resistencia a comer fruta. La fruta es, probablemente, la comida más perfecta que existe. Es única: no se necesita prácticamente nada de trabajo para digerirla. Es alta en enzimas, proporciona carbohidratos, fibra, vitaminas, minerales, ácidos grasos, aminoácidos, taninos y flavonoides. Como prácticamente está hecha de agua, hidrata nuestro cuerpo y lo limpia de toxinas.

Los autores del *bestseller, Fit for life*, Harvey y Marilyn Diamond sugieren que la fruta le hace mejor a nuestro cuerpo cuando se come sola, porque se digiere fácil y rápidamente. De acuerdo con ellos, cuando combinamos la fruta con otro alimento no puede pasar por nuestro cuerpo tan fácilmente y se fermenta en nuestro estómago. Esto causa inflamación, eructos y acidez. Para prevenirlo, recomiendan comer fruta cuando nuestro estómago está vacío; que sea el primer alimento del día y esperar treinta minutos para ingerir cualquier otra cosa.[16] (Sabemos que para algunas no será fácil y quizá aún no están listas para aceptar el reto pero es bueno que lo sepan desde ahora y empiecen a intentarlo.)

Así que grita desde tu balcón hasta que todos tus amigos submentales o mal informados entiendan: ¡PUEDES COMER PAN Y FRUTA!

16 Diamond, *Fit for Life*, 65-69.

3

EL AZÚCAR ES EL DIABLO

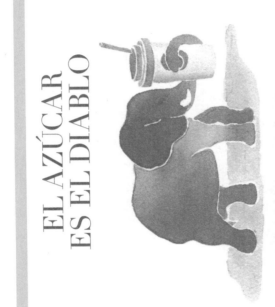

Todas sabemos lo difícil que es mantenernos lejos del azúcar. Pero si no exorcizas este demonio de tu dieta, jamás serás una *Skinny bitch*. Échale un vistazo rápido a tu cocina y fíjate en todos los lugares en que ronda el diablo. Probablemente esté en lugares donde jamás creíste encontrarlo; lee los ingredientes del cereal que desayunas, del pan, las galletas, las porquerías que hay en tu alacena... El azúcar es como heroína y los productores de comida saben que si lo agregan a los alimentos, regresarás por más.

¿Qué es esta entidad maldita? En su forma más simple, es el jugo de la caña de azúcar, una planta. Parece benigno, ¿no? Pues lo es... si su consumo es moderado y no está procesada. Todas sus enzimas, fibras, vitaminas y minerales se destruyen cuando se refina.[17] Primero, la caña se aplasta para exprimir el jugo; después ese líquido se hierve para hacerlo más espeso y cristalino; se centrifuga para eliminar el jarabe; el azúcar se lava y se filtra para quitarle cualquier material externo y para decolorarla. (Por cierto, los filtros para azúcar están hechos, en su mayoría, de huesos de animal carbonizados. Qué asco.) Finalmente, el azúcar se seca y se empaqueta. ¿Ves? El azúcar refinado no tiene ningún valor nutricional y además, normalmente acompaña a alimentos repletos de grasa, calorías inútiles y muchísimo colesterol. Así que te vuelves adicta a alimentos (porque tienen azúcar) con grandes cantidades de grasa saturada, aceites hidrogenados y calorías. El azúcar refinado, un simple carbohidrato, se ha relacionado con la hipoglucemia, candidiasis (checa tus chones), un sistema inmune débil, hiperactividad, déficit de atención, inflamación de los riñones y el hígado, más ácido en la sangre, desórdenes mentales y emocionales, caries y un desbalance en los neurotransmisores del cerebro.[18] Además, el azúcar refinado engorda. El exceso que ingresa a tu cuerpo se almacena en tu hígado como glucosa, pero cuando la capacidad del hígado es superada, el exceso se regresa a tu torrente sanguíneo en forma de ácido graso.[19] ¿Adivina dónde termina todo eso? Cadera, abdomen, muslos y trasero.

17 Chandel, "Sweet Poison", *The Sunday Tribune Spectrum*, tribuneindia.com
18 "Sugar Blues", Natural Nutrition, livrite.com
19 Chandel.

La industria azucarera es un gran negocio en Estados Unidos; es el mayor proveedor de alimentos cargados de azúcar. No tiene suficiente con envenenar a sus propios habitantes; tiene que joder al resto del mundo por unos centavos.

El jarabe de maíz rico en glucosa es otra joyita en muchos alimentos. Los productores aman su versatilidad y lo ponen en todo: jugos, refrescos, cerveza, yogur, barras energéticas, galletas, dulces, pan, hasta en comida congelada. Este jarabe es procesado más aún que el azúcar normal y es más dulce y más barato de producir. Al igual que el azúcar refinado, el jarabe de maíz tiene efectos dramáticamente negativos en los niveles de azúcar en la sangre. De acuerdo con los estudios realizados por el *American Journal of Clinical Nutrition*, la diabetes y la obesidad están directamente ligadas al consumo del azúcar refinado y del jarabe de maíz.[20]

No te estamos diciendo que dejes de comer galletas por el resto de tu vida; tampoco queremos empezar una guerra. Sólo sugerimos que sustituyas el azúcar refinado por opciones más naturales y sanas; la primera en nuestra lista es el jarabe de agave. Este endulzante alto en nutrientes tiene muchos beneficios para tu salud. No contiene químicos procesados y en su versión no refinada ofrece vitaminas y minerales. Puede usarse en vez de azúcar en cualquier receta.

Stevia, otro ganador, es derivado de una planta que se encuentra en Paraguay. Los japoneses han usado este endul-

20 "Soft Drinks, High Fructose Corn Syrup Promote Diabetes, Says Study", newstarget.com

zante maravilla por décadas; los sudamericanos por siglos. De hecho, es usado por millones de personas alrededor del mundo para equilibrar sus niveles de azúcar en la sangre, reducir el antojo y mejorar la digestión. Además, tiene propiedades antimicrobianas (inhibe el crecimiento de bacterias). Este endulzante natural y herbal, no contiene calorías, no tiene índice glicémico (no altera los niveles de azúcar en la sangre), y hasta los diabéticos pueden tomarlo. Pero, por razones desconocidas para cualquier especie pensante, la FDA no aprueba su uso en los alimentos.[21] Tal vez se acuestan con la industria azucarera.

Otras alternativas al azúcar refinado son el jugo de caña evaporado, Sucanat, jarabe de azúcar moreno, miel de maple y melaza. (Algunas compañías le ponen manteca a la miel de abeja o a la melaza para reducir la espuma así que asegúrate de comprar productos 100 por ciento puros y orgánicos.) No se orinen encima, pero algunos de estos endulzantes naturales tienen beneficios como: enzimas, calcio, hierro, potasio, proteína, vitamina B, magnesio, cloro, fibra y ácido fólico. Algunos contienen carbohidratos complejos.[22] Tampoco se trata de comer cupcakes endulzados naturalmente cinco veces al día. Pero sí de que disfrutes un pastel. Usa tu cabeza y sé consciente de la cantidad de dulces que consumes.

Y ahora, un redoble de tambores para algunos de nuestros dulces favoritos: galletas vegan de Uncle Eddie, barras de

21 Davis, "A Tale of Two Sweeteners: Aspartame & Stevia", suewidemark.netfirms.com
22 "Natural Sweetener", Natural Nutrition, livrite.com

chocolate de Tropical Source o Terra Nostra, la imitación de Oreo que hacen Back to Nature y Country Choice, las Fig Newman orgánicas y todas las galletas de Sun Flour Baking.[23]

Ahora que conoces las virtudes de los endulzantes naturales, es hora de dejar los malos. Obviamente el azúcar refinado no hace bien, igual que el jarabe de maíz rico en glucosa. Y, en caso de que hayas tenido tu cabeza metida en el trasero mientras leías el capítulo 1, te recordamos: ¡DEJA DE COMER Y TOMAR PRODUCTOS QUE CONTENGAN ASPARTAME! Esto incluye refrescos dietéticos y comidas sin azúcar con algún endulzante artificial.

Cuando se pidió a la FDA la aprobación del aspartame, se negó ocho veces. G. D. Searle, el fundador del aspartame, intentó que fuera aprobado por primera vez en 1973. Claramente no le importaban los reportes del neurocientífico John Olney y la investigadora Ann Reynolds (contratada por el mismo Searle) que indicaban que el aspartame era sumamente peligroso. La doctora Martha Freeman, científica de la División de Productos y Drogas Metabólicas y Endocrinológicas de la FDA, declaró: "La información puesta a consideración es inadecuada para permitir la evaluación científica de seguridad clínica." Freeman recomendó que hasta no probar la seguridad del aspartame, no debería publicitarse. Queda claro que sus recomendaciones fueron ignoradas. De alguna manera,

23 Si no puedes encontrar estas marcas en tu país, busca productos endulzados naturalmente. Hay tiendas naturistas y veganas que tienen una amplia oferta de alimentos similares.

en 1974 Searle consiguió la aprobación que necesitaba para utilizar aspartame en comidas secas. Sin embargo, todo fue terreno difícil desde ahí; en 1975, la FDA reunió una fuerza de tarea encargada de revisar los métodos de ensayo de Searle. El líder del grupo, Phillip Brodsky, dijo que "nunca había visto nada tan malo como los métodos de Searle" y declaró que los resultados habían sido "manipulados". Antes de que el aspartame llegara a los alimentos secos, Olney y el fiscal y abogado Jim Turner presentaron pruebas en contra de la aprobación.[24]

En 1977, la FDA pidió a la oficina del Fiscal General de Estados Unidos que iniciara un proceso judicial en contra de Searle por "intencionalmente malinterpretar los resultados, esconder hechos materiales y hacer declaraciones falsas en las pruebas de seguridad del aspartame". Poco después, el bufete de abogados que representaba a Searle le ofreció un trabajo al fiscal que llevaba el caso. Ese mismo año, renunció y se retiró del caso, retrasando así la investigación. Esto causó que el estatuto de limitaciones sobre los cargos presentados se venciera y la investigación se olvidó. Por supuesto, el fiscal aceptó el trabajo en la firma de abogados.[25] Una belleza.

En 1980, el Consejo Público de Investigación (PBI, por sus siglas en inglés) de la FDA determinó que el aspartame no debía ser aprobado. El Consejo indicó que "no se presentaron pruebas razonables de seguridad de que el aspartame podría

24 Gold, "Common Toxic and Substances to Avoid", holisticmed.com
25 Murray, "How Aspartame Became Legal –The Timeline", quantumbalancing.com

utilizarse como un aditivo seguro en los alimentos". En 1981, Arthur Hull Hayes fue nombrado nuevo Comisionado de la FDA. A pesar de que tres de seis científicos aconsejaron no aprobar la sustancia, Hayes decidió ignorar las recomendaciones científicas y permitió que el aspartame se utilizara en alimentos secos. En 1983, lo aprobó para bebidas, aunque la Asociación Nacional de Sodas insistió en que la FDA retrasara la aprobación al menos hasta realizar pruebas más contundentes. Ese mismo año, Hayes dejó la FDA envuelto en cargos de indecencia. El Departamento Interno de Salud y Servicios Humanos estaba investigando a Hayes por aceptar regalos de las compañías reguladas por la FDA. Finalmente acabó trabajando como consultor del mismo bufete de abogados que defendía a Searle. Interesante, ¿no? Finalmente la FDA le solicitó al Congreso que enjuiciara a Searle por dar al gobierno resultados falsos e incompletos acerca de las pruebas al aspartame.[26] Dos abogados federales fueron asignados al caso y ambos decidieron no procesar a Searle. Más tarde –adivinaron– acabaron trabajando para la misma firma de abogados. Fascinante. A pesar de reconocer 92 síntomas diferentes causados por el consumo de aspartame, en 1996[27] la FDA aprobó su uso. Brillante.

Tanta gente se ha visto afectada por el consumo de esa mierda, que hay grupos de apoyo para víctimas del aspartame. Algunos de los 92 efectos secundarios reconocidos por la FDA

26 Idem.
27 Idem.

incluyen pérdida de memoria, daño a terminaciones nerviosas, migraña, desórdenes reproductivos, confusión mental, lesiones cerebrales, ceguera, dolor de articulaciones, Alzheimer, hinchazón, desórdenes del sistema nervioso, pérdida del cabello, antojos y aumento de peso.[28]

El aspartame representa una industria de mil millones de dólares.[29] La Liga Nacional de Justicia ha presentado varias demandas en contra de las compañías de alimentos que utilizan aspartame, argumentando que envenenan a sus consumidores. En septiembre del 2004, se presentó una demanda colectiva por 350 millones de dólares en contra de NutraSweet y la Asociación Americana de la Diabetes. El Secretario de Defensa, Donald Rumsfeld, estaba mencionado en la demanda por utilizar su influencia política para lograr que la FDA aprobara el uso de aspartame.[30]

Los endulzantes como NutraSweet e Equal contienen aspartame. Cuando entran en tu cuerpo, uno de los ingredientes del aspartame, el metanol, se convierte en formaldehído (o metanal), una neurotoxina mortal.[31] Además del aspartame, algunos endulzantes artificiales contienen el aminoácido fenilalanina; este compuesto se produce en el cerebro naturalmente pero si se presenta en niveles altos, puede aumentar la probabilidad de ataques, depresión y esquizofrenia.[32] Ningún endulzante es mejor que otro. Todos son el diablo. Entre sus

28 "Department of Health and Human Services-Symptoms Attributed to Aspartame in Complaints Submitted to the FDA", Departamento de Salud y Servicios Humanos de EUA, presidiotex.com

29 Johnson, "Aspartame... A Killer!", *The Sunday* Express London, newfrontier.com

30 Hasselberger, "Aspartame: RICO Complaint filed against Nutra-Sweet, ADA, Monsanto", newmediaexplorer.org

31 Young, 89.

32 Gold, "The Bitter Truth about Artificial Sweeteners", truthcampaign.ukf.net

ingredientes malditos, también se cuenta la sacarina, un compuesto del alquitrán.[33] ¡Aléjate!

Ya que estamos tan divertidos, vamos a partirle la madre a Splenda, otro endulzante artificial. Splenda se hace a partir de la cloración del azúcar, lo que modifica su estructura molecular. El producto final se llama sucralosa. Los productores de este veneno publicitan su falta de calorías y aseguran que es seguro para los diabéticos. La FDA llama a la sucralosa 98 por ciento pura. El otro 2 por ciento contiene pequeñas cantidades de metales pesados, metanol y arsénico.[34] Bueno, por lo menos no tiene calorías. Tiene un poco de arsénico, ¿pero eso qué? Se ha demostrado que la sucralosa causa diarrea, daños genéticos en los órganos y el sistema inmunológico y reproductivo; inflamación en riñones e hígado, y una disminución del peso del feto.[35] ¡Qué producto tan espléndido! De acuerdo con el doctor Joseph Mercola, de la revista *Consumer Research*, en su artículo "Los peligros potenciales de la sucralosa": "No hay pruebas sustanciales de que los sustitutos de azúcar ayuden a la pérdida de peso. Al contrario, hay evidencia de que estos productos estimulan el apetito."[36]

Se han presentado varias demandas colectivas en contra de Splenda, incluso el presidente de la Asociación Nacional de

33 *Webster's New World Dictionary* (1982), "saccharin".
34 Mercola, "The Potential Dangers of Sucralose", vitaminlady.com
35 Mercola, "Splenda –Here We Go Again", mercola.com
36 Mercola, "The Potential Dangers of Sucralose".

Azúcar y el productor de Equal están colgados de la lámpara por la producción de Splenda. Ambos interpusieron una demanda afirmando que los productores del endulzante artificial engañan a los consumidores haciéndolos pensar que es un producto natural cuando, en realidad, es compuesto químico altamente procesado. No creas que los gigantes detrás de la industria azucarera y de los sustitutos del azúcar de repente se empezaron a preocupar por tu salud. La brillante publicidad de Splenda está acabando con sus ventas. Incluso el director ejecutivo del Centro de Ciencias por el Interés Público, doctor Michael F. Jacobson, que por lo regular critica a la Asociación Nacional de Azúcar, estuvo de acuerdo: "La publicidad y empaque de cualquier producto, sea sano o no, debe ser sincera, no engañosa."[37]

Claramente, los endulzantes artificiales y los azúcares refinados son malos por muchísimas razones. Aquí va una más: provocan un permanente acto de malabarismo delicado en nuestros cuerpos, el balance pH. Básicamente, todo lo que comemos tiene su propio balance pH. Cuando la comida se digiere, deja una "ceniza" ácida o alcalina en el cuerpo, dependiendo de su contenido mineral. Sorpresa: los endulzantes artificiales tienen un nivel altísimo de ácido (al igual que el café, la proteína en exceso, los lácteos pasteurizados y las grasas).[38]

37 Burros, "Splenda's Sugar' Claim Unites Odd Couple of Nutrition Wars", *New York Times*, skyhen.org
38 Young, 50-51.

Cuando en nuestros cuerpos queda demasiado ácido, somos mucho más propensos a enfermarnos. A veces no sabemos que estamos enfermos hasta que es demasiado tarde. Podemos reconocer enfermedades leves como problemas en la piel, alergias, dolores de cabeza, resfriados o infecciones vaginales, pero también podemos sufrir daño en la glándula tiroidea, el hígado o las glándulas suprarrenales. Si nuestro balance pH se vuelve demasiado ácido, nuestro cuerpo reacciona para defenderse. Para neutralizar el ácido, el cuerpo toma las reservas de minerales alcalinos. Si nuestras reservas están bajas, el cuerpo usa minerales de nuestros músculos y huesos.[39] Si eso no te asusta, considera que se cree que las células cancerígenas se reproducen en ambientes ácidos.[40]

Lógicamente piensas que los cítricos son ácidos pero, de hecho, cuando entran en nuestro cuerpo, son alcalinos. Sabemos que esto va contra nuestra premisa "usa tu cabeza" porque suena lógico que los cítricos sean ácidos, pero contienen potasio y calcio, ambos minerales alcalinos. También tienen un alto porcentaje de sales alcalinas. Casi todas las frutas, vegetales y legumbres se convierten en alcalinos al ingerirlos.[41] Otros alimentos que actúan de esta manera son el tofu, las algas, el miso y la soya.

Fruta, bien. Endulzantes naturales, bien. Azúcares refinados, mal. Endulzantes artificiales, mal. ¿Alguna pregunta?

39 Ibid., 14-15.
40 "10 Reasons to Avoid Acidosis".
41 Young, 50-51.

4

LA DIETA QUE MATA, PUDRE Y DESCOMPONE LA PIEL

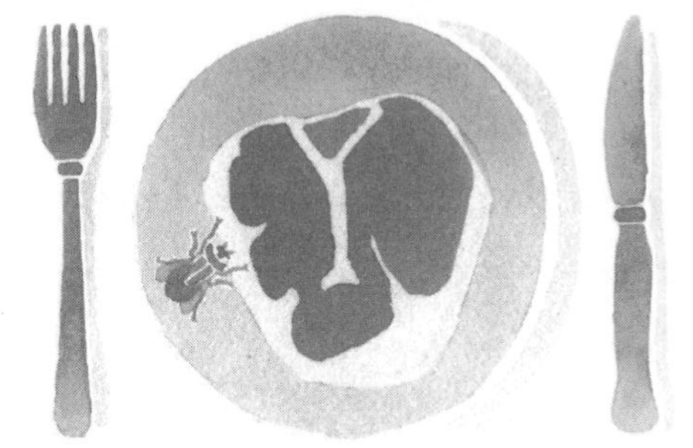

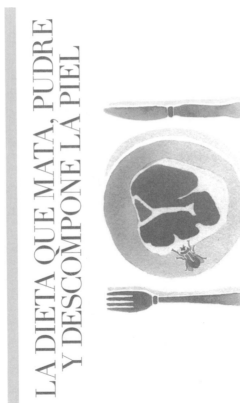

La dieta Atkins. Mmm. Come la carne de vacas muertas, cerdos muertos, pollos muertos. Evita la fruta fresca. Eres una completa imbécil si crees que la dieta de Atkins te hará enflacar. Eso o eres un cerda golosa que de verdad cree que puede comer diario hamburguesas con queso y aun así enflacar. Quizá no entendiste bien la primera vez: ¡para estar delgada necesitas estar sana! Comer cadáveres todo el día y evitar la fruta es una receta para el desastre. Claro que si dejas de comer carbohidratos refinados, perderás peso. Esa es la parte de la dieta Atkins que funciona. Pero la mayoría del peso que pierdes es agua. Verás, cuando nuestro cuerpo metaboliza la proteína (que se encuentra en grandes cantidades en la carne y los lácteos), los desechos de nitrógeno se liberan en forma de urea. La urea es tóxica y debe eliminarse del cuerpo a través de la orina. Así que una dieta alta en proteína en realidad no libera a tu cuerpo de grasa; sólo está funcionando como un diurético, para que hagas más pipí y liberes la urea tóxica.[42] Pero que inicialmente pierdas peso orinando es inconsecuente. Serás una gorda, enfermiza, inflada si pretendes vivir así.

Las dietas de moda, como la de Atkins, se hacen populares por una razón: se esconden detrás de términos científicos que *parecen* tener sentido y te permiten consumir comidas malsanas que engordan, siempre y cuando evites los carbohidratos. Crees en estas dietas porque quieres. La mayoría de los estadounidenses consume más del doble de la proteína necesaria, lo que ha incrementado las tasas de obesidad, problemas cardiacos y cáncer de los últimos cincuenta años. Cuando comes grandes cantidades de proteína animal, y grasas saturadas, no comes granos, vegetales y frutas frescas, no hay fibra suficiente que reúna todas las toxinas y grasas para eliminarlas del cuerpo. Eventualmente te vas a hacer una cantidad ridícula de daño. Tus pobres riñones están en serio riesgo de desarrollar piedras, envejecer prematuramente y fallar porque tienen que trabajar el doble de duro para eliminar los desechos. Cuando los efectos se reflejen en tu sangre, será demasiado tarde para revertir el daño. Las dietas altas en proteína son aún más peligrosas para los diabéticos porque, para empezar, ellos ya corren el riesgo de tener problemas con los riñones. En un estudio a 1500 pa-

42 Weil, *Natural Health, Natural Medicine*, 27.

cientes diabéticos, se encontró que la mayoría había perdido más de la mitad del funcionamiento de sus riñones por consumir demasiada proteína animal.[43] ¿No te importan tus riñones y sólo quieres perder peso? La Sociedad Americana de Cáncer condujo un estudio, en un periodo de diez años, con casi 80 mil personas que intentaban perder peso. Los participantes que comían carne tres veces o más a la semana, ganaban sustancialmente más peso que quienes evitaban la carne y consumían más vegetales.[44] Estudios publicados en *The Journal of Clinical Nutrition* y *The New England Journal of Medicine* revelan que los consumidores de carne son mucho más propensos a la obesidad que los vegetarianos.[45]

Antes de mandar por un tubo la información de la evolución y la cadena alimenticia con la que te han lavado el cerebro, sigue leyendo. Sí, los humanos tienen un alto nivel de inteligencia. Sí, creamos armas para cazar y fuego para cocinar. Sí, encontramos la forma para producir animales en masa y consumirlos. Pero, si estudias a los animales en su hábitat natural, descubrirás que no confían en nada más que en sus habilidades naturales para cazar, en su velocidad, fuerza, garras, dientes y mandíbula. No tienen herramientas ni armas. Ahora, mírate. Compara tus delgadísimas uñas con las garras de un águila. Mira tus dientes desafilados y planos y compáralos con los de un león. Compara tu habilidad y ve-

43 Fuhrman, *Eat to Live*, 98.
44 Ibid., 95.
45 Robbins, *Diet for a New America*, 290.

locidad con la de un tigre. La fuerza de tu mandíbula con la de un lobo. Imagina que tratas de correr tras un animal, atraparlo y matarlo usando sólo tus manos, uñas, dientes y mandíbula. Además de verte ridícula, seguramente también te romperían la madre. Aun si tuvieras éxito, imagínate comiendo al animal sin ayuda de una estufa y cubiertos.[46] Sí, el cerebro humano nos permite alejarnos del proceso de cazar. ¿Pero acaso esto significa que hemos evolucionado, tenemos inteligencia y deberíamos comer toda la carne animal que sea posible? La "inteligencia" del ser humano también ha creado el alcohol, los cigarros y las drogas. ¿Deberíamos tomar, fumar y drogarnos sólo porque podemos?

Mucha gente que come carne se lo adjudica a la evolución del ser humano desde los tiempos de las cavernas. Si este fuera el caso y comer carne en efecto nos ayuda a evolucionar, mira a partir de qué hemos evolucionado. Parecíamos pinches changos y teníamos cabezas gigantes, mandíbulas fuertes y una fuerza bruta. Quizá era entonces cuando la especie humana necesitaba comer carne. Pero la última vez que revisamos, ya no éramos seres humanos de las cavernas.

En el momento de poner la comida en nuestra boca, comienza el proceso de digestión, gracias a la saliva. ¿Adivina qué? Nuestra saliva alcalina no está hecha para descomponer la carne animal; los carnívoros tienen saliva ácida, perfectamente diseñada para esa tarea. Y el ácido clorhídrico, esen-

46 Grace, *A way Out*, 8-9.

cial para digerir cadáveres, se secreta en nuestro estómago... en cantidades mínimas. El estómago de los carnívoros secreta esta sustancia en cantidad diez veces mayor. Nuestras enzimas, nuestro tracto digestivo y nuestros órganos son muy diferentes a los de los carnívoros. Te guste o no, nuestros riñones, colon e hígado están mal equipados para procesar la carne animal. En comparación con los carnívoros, nuestros intestinos son demasiado largos, así que la comida que no se procesa correctamente se queda atorada. Los animales tienen la capacidad de digerir rápidamente la comida, pero nosotros nos quedamos con comida pudriéndose, descomponiéndose y fermentándose en el tracto intestinal y colon, por eso ha surgido la necesidad de enemas. ¿No ves muchos tigres sometiéndose a un lavado de estómago, verdad? Pero sí los ves durmiendo. Aunque sus cuerpos están diseñados para digerir carne, los animales generalmente duermen todo el día porque es un proceso agotador. Genética y estructuralmente, estamos diseñados para sobrevivir de plantas.[47] Aunque sea "carne sin grasa" o "pechuga de pollo sin piel", la carne animal sigue siendo carne animal. No te dejes engañar por los términos que ha creado la industria. Tu cuerpo no puede manejar la carne animal; ésta se queda en forma de grasa en tu trasero, tus muslos, cadera, brazos y abdomen.

Y esas son las realidades asquerosas y vomitivas de la industria de producción de carne.

47 Ibid., 8-10.

De los diez mil millones de animales asesinados cada año en Estados Unidos para consumo humano, prácticamente todos provienen de establecimientos ganaderos de producción intensiva que crían ganado, cerdo, pollos, gallinas, ternera y vacas en cantidades altísimas pero en espacios muy reducidos. No existen los campos abiertos, ni los pastizales verdes. En el caso de los pollos y las gallinas, los animales están confinados a construcciones en las que, prácticamente, están unos encima de otros. Las gallinas están en jaulas tan apretadas y pequeñas que no pueden abrir sus alas y sus patas y cuerpo acaba atorándose en la malla de metal que las rodea. Este ambiente sobrepoblado y estresante hace que los pollos se picoteen unos a otros así que, para evitarlo, les cortan los picos con cuchillos calientes. Los cerdos y las vacas están en espacios tan apretados que no pueden moverse ni acostarse cómodamente. El ganado es sujeto a quemaduras de tercer grado para marcarlos, además de que testículos y cuernos son removidos. Los cerdos también sufren marca y castración, además de la mutilación de orejas, colas y dientes. Todos viven en la suciedad de su propia orina, heces y vómito, con heridas infectadas. Para mantener a los animales vivos en estas condiciones asquerosas, los granjeros deben darles dosis regulares de antibióticos.

La mitad de los antibióticos producidos en Estados Unidos cada año se administran a animales de granja, causando una resistencia a ellos en los humanos que los consumen.[48] Un estudio de la Universidad de Berkeley, en California, vincula las infecciones de los tractos urinarios en las mujeres con el consumo de carne animal. Y sucede que la enfermedad infecciosa más común en las mujeres, es por las ITU.[49] Saca tus conclusiones.

Sólo para divertirnos, hemos hecho una compilación de lo que se encuentra en la carne, el pollo, los mariscos y los lácteos: hexaclorobenceno (HCB), clordano, dicloro difenil tricloroetano (DDT), dieldrín, dioxina, heptacloro y lindano.[50] Por eso el consumo de carne se ha vinculado con la obesidad, el cáncer, los desórdenes reproductivos, con hígado, riñones, pulmones, defectos de nacimiento, abortos espontáneos y desórdenes del sistema nervioso.[51] Los granjeros estadounidenses empezaron a usar químicos pesticidas en la última década de 1800 y, en un principio, estaban satisfechos con los resultados. Sin embargo, eventualmente se dieron cuenta de que los pesticidas mataban a quienes estaban más en contacto con ellos: granjeros, trabajadores de campo y animales. En 1972, la Agencia de Protección Ambiental prohibió el DDT.[52] Pero los pesticidas que vinieron después eran aún peores. BHC es 19 veces más cancerígeno que el DDT; el clordano, cuatro veces; el dieldrín 47 a 85 veces; y el heptacloro, de 15 a 30 veces más. Para la década de los ochenta, de las 450 especies en peli-

48 Steinman, 76.
49 Brownlee, "The Beef About UTIs".
50 Steinman, 73.
51 Cousens, *Conscious Eating*, 433.
52 Ibid., 315.

gro, más de la mitad enfrentaban la extinción. Finalmente el gobierno pidió una prohibición en la producción y el uso de pesticidas. Sin embargo, esto no les impidió alcanzar el suministro alimenticio. A las compañías se les permitió vender sus gigantescas provisiones de pesticidas a compañías fuera de Estados Unidos. (Aparentemente, era aceptable envenenar a la gente y a los animales, siempre y cuando no fueran estadounidenses.) Esos países utilizaron pesticidas en sus cosechas... que después eran importadas por Estados Unidos.[53] Brillante, ¿no? Y, prohibidos o no, una vez que se han introducido en el agua o el suelo, los pesticidas pueden seguir envenenando por décadas.[54]

El glufosinato es un herbicida ampliamente utilizado que causa daño hormonal y cerebral; sus residuos se han encontrado en el agua y en los suministros alimenticios.[55] En su libro *Diet for a Poisoned Planet*, David Steinman reporta que de todos los químicos tóxicos que se encuentran en la comida, 95 a 99 por ciento está en carne, pescado, lácteos y huevos.[56] También revela que muchas de las pruebas realizadas en los alimentos ni siquiera detectan los químicos y pesticidas. El Estudio Total de Dieta de la FDA, encontró que el tocino tiene 48 residuos diferentes de pesticidas, la bologna y otras carnes frías tenían 102 pesticidas industriales, las hamburguesas de comida rá-

53 Ibid., 322.
54 Ibid., 313.
55 Wijers-Hasewaga, "Bayer's GE Crop Herbicide, Glufosinate, Causes Brain Damage".
56 Cousens, 438.

pida, 113 residuos, los hot-dogs 123 y la carne molida 82. Sólo por nombrar algunos.[57] En comparación: la carne contiene 14 veces más pesticidas que las plantas, y los lácteos 5 veces más. En Estados Unidos se utilizan mil millones de libras de pesticidas al año en comida. Eso, el patético proceso de contaminación y el uso excesivo de hormonas de crecimiento, han causado que la Unión Europea rechazara, en numerosas ocasiones, la importación de carne estadounidense.[58]

A muchos animales se les suministran medicamentos que contienen arsénico.[59] ¡Arsénico! Los pesticidas químicos normalmente se rocían directamente en la piel de los animales para alejar los parásitos, insectos, roedores y hongos. Adicionalmente, estos animales son alimentados con comida que contiene pesticidas. En los establecimientos ganaderos de producción intensiva, mientras más grande, mejor. Más carne, leche y huevos significan más dinero para los ganaderos. Para producirlos en mayor escala, a los animales se les dan hormonas de crecimiento y esteroides. Pero, ¿qué está pasando con la gente que consume estos animales de engorda? Las niñas están experimentando una pubertad temprana en cantidades casi epidémicas. Muchos científicos atribuyen esto a todas las hormonas en pollo, carne y leche. Básicamente, cada vez que consumes pollo, carne, cerdo, ternera, huevos o lácteos que provienen de animales de engorda, ingieres antibióticos, pes-

57 Steinman, 90.
58 Ibid., 80.
59 "*Men's Health* Warns of Foods You Should Never Eat", peta.org

ticidas, esteroides y hormonas. Vale la pena repetir esto: *cada vez que consumes pollo, carne, cerdo, ternera, huevos o lácteos que provienen de animales de engorda, estás comiendo antibióticos, pesticidas, esteroides y hormonas*.

Ahora seguro estás pensando: "¿A quién le importa toda esta mierda acerca de pesticidas? Yo sólo quiero enflacar." ¿Alguna vez has tomado anticonceptivos y engordado? ¿Has engordado por tratamientos de fertilidad? Bueno, consumir animales alimentados con hormonas tiene el mismo efecto. De acuerdo con la doctora. Paula Baillie-Hamilton, autora de *The Body Restoration Plan*, el aumento de peso en los animales puede atribuirse a los antibióticos. [60] También expone que los químicos tóxicos usados en la producción alimenticia, engordan. Ya sean los pesticidas utilizados para crecer las cosechas o los químicos suministrados a los animales para engordarlos, estas sustancias alteran el metabolismo del cuerpo de manera que causa un aumento en el peso. Tras estudiar animales y humanos, la doctora Baillie-Hamilton descubrió que las dosis pequeñas de químicos tóxicos aumentan el apetito, desaceleran el apetito, disminuyen la habilidad para quemar grasa acumulada y reducen la habilidad de ejercitarse.[61] La FDA enumera aproximadamente 1700 sustancias aprobadas para alimentar animales. De éstas, aproximadamente 300 incluyen "aumento de peso" en su descripción.[62] Sin embargo, en su libro *Animal*

60 Baillie-Hamilton, *The Body Restoration Plan*, 36.
61 Ibid., 34-35.
62 "FDA Approved Animal Drug Products", FDA, sección 'Green Book'.

Factories, Jim Mason y Peter Singer revelan que actualmente se utilizan entre 20 y 30 mil sustancias.[63]

Constantemente escuchamos la declaración mamona: "No como nada de carne roja. Sólo pollo." Bueno, ahora sabes: el pollo es tan malo como la vaca o el cerdo. De hecho, podría ser peor. De acuerdo con el *American Journal of Epidemiology*, comer pollo y pescado está vinculado con el cáncer de colon. Los investigadores examinaron los hábitos alimenticios de 32 mil hombres y mujeres en un periodo de seis años y después, monitorearon los casos emergentes de cáncer los siguientes seis años. "Entre los participantes que generalmente evitaron la carne roja pero consumieron carne blanca una vez a la semana o menos, el riesgo de cáncer de colón fue 55 por ciento más alto que para quienes evitaron ambos tipos de carne. Aquellos que comían carne blanca al menos una vez a la semana, tenían tres veces más riesgo de contraer cáncer de colón."[64] Los investigadores del Instituto Nacional de Cáncer encontraron que el pollo asado tenía altos niveles de amina heterocíclica, carcinógenos que se forman cuando se calientan las proteínas animales. Con 480 nanogramos de amina heterocíclica por gramo, el pollo asado registra 15 veces más que la carne.[65]

No te dejes influir por la falacia de que el gobierno protege nuestra comida. Las noticias de la nueva influenza aviar

63 Mason and Singer, *Animal Factories*, 75.
64 "The Latest in Cancer: 'White Meat' Linked to Colon Cancer", pcrm.org
65 Ibid.

fueron y vinieron, pero esta enfermedad es muy real y rampante en la avicultura. De acuerdo con el Consejo Nacional de Investigación, una planta procesadora de pollo tenía 90 por ciento de sus aves contaminadas de salmonelosis.[66] ¡Noventa por ciento, carajo! Asqueroso.

Desafortunadamente, nuestra agua no siempre está mejor que nuestra tierra. Sí, algunos pescados contienen ácidos grasos esenciales, minerales, vitaminas y proteína. Pero fácilmente puedes conseguir todos estos nutrientes de semillas de calabaza, ajonjolí y girasol, nueces, frijoles, frutas, vegetales, verduras de hoja verde, productos de soya y granos. El pescado y otros productos marinos contienen altos niveles de contaminantes industriales y ambientales, residuos y pesticidas. También en el pescado y los mariscos hay altos niveles de PCB, que el cuerpo absorbe muy bien. Otras joyitas son BHC, clordano, DDT, dieldrín, heptacloro y dioxina.[67] Estos químicos pueden causar neurotoxicidad, que compromete el estado y la habilidad mental de las personas. El cuerpo humano contiene acetilcolina, químico natural que ayuda a que los impulsos pasen de un nervio a otro. Una vez que el impulso es transmitido, el químico ya no se necesita y, de hecho, puede resultar dañino. Así que nuestro cuerpo produce una enzima, colinesterasa, que se deshace de la acetilcolina innecesaria. Los pesticidas inhiben la habilidad de producir colinesterasa, lo que causa una

66 Robbins, 303.
67 Steinman, 73.

acumulación de la ahora peligrosa acetilcolina.[68] El mercurio, sospechoso cancerígeno, puede alterar la función inmunológica, incrementar la presión sanguínea, causar ceguera o parálisis, aumentar la probabilidad de ataques cardiacos mortales, reducir la fertilidad y la virilidad.[69] También puede causar daño cerebral permanente en fetos, infantes y niños.

Sabroso, ¿no? Que te envenene un poco de mercurio con tu atún sellado. ¿Qué tal un poco de triquinelosis con tu puerco? No olvides una guarnición de salmonella con tus huevos y pollo. Definitivamente no queremos dejar fuera una orden de la enfermedad de las vacas locas. Piensa en lo que has estado comiendo. Lo que nosotros llamamos salmón, hamburguesa, filete, pollo, tocino, salchicha, jamón, roast beef, salami, bologna, pavo, hot-dog y pato son, de hecho, cadáveres de animales podridos. ¡*Bon appétit*!

Cerrar los ojos ante el problema no lo hará desaparecer. No quieres verlo pero, ¿sí te lo comes? Si quieres enflacar, debes ser vegetariana: ser alguien que no come animales muertos o mariscos. Deja de quejarte. A nosotras no nos criaron papás hippies que sólo comían granola en una comuna. Mientras crecíamos, comimos carne todos los días. Escupíamos el tofu y le hacíamos caras a las verduras. De verdad. Algunas de nuestras adicciones incluían delicias como carne molida, salchichas en lata y Big Mac. Todos los días de 1992, Rory desayu-

68 Ibid., 313-314.
69 "Fish and Shellfish: Contamination problems preclude inclusion in the dietary guidelines for Americans", pcrm.org, 2004.

nó sándwiches de jamón, queso y huevo, y comió una hamburguesa doble con queso y tocino, papas y un refresco. La cena siempre era pollo, pescado, vaca o cerdo. Ahora que, siendo sinceras, no dejamos de comer carne sólo por enflacar. Las dos nos convertimos en vegetarianas cuando nos enteramos cómo trataban a los animales en las granjas de engorda. Pero desde que dejamos de consumir cadáveres, notamos grandes cambios en nuestra mente, actitud, salud, humor, ¡y trasero! Así que antes de que digas: "Yo jamás podría dejar la carne", date cuenta de que prácticamente todos los vegetarianos del planeta dijeron lo mismo. Después, cierra la boca, busca una imagen inspiradora de alguna maldita flaca y empieza a limpiar tu refrigerador.

Hay muchísimos productos de soya que semejan productos de carne, son excelentes para empezar a alejarte de la carne. No sólo saben delicioso; la soya ha sido reconocida por bajar el colesterol, proteger del cáncer, reducir el riesgo de ataques cardiacos[70] y ayudar al cuerpo a utilizar mejor el calcio. Los fitoestrógenos de la soya ayudan a proteger a la mujer del cáncer de mama y pueden contribuir a aliviar los síntomas de la menopausia.[71] Sin embargo, opositores de la soya argumentan que puede impactar negativamente en la tiroides, causar deficiencias minerales y aumentar el riesgo de cáncer de mama. De acuerdo con el doctor Andrew Weil: "Aún hay mucho

70 Weiss, *Reader's Digest: Foods That Harm, Foods That Heal*, 345.
71 Weil, *Natural Health, Natural Medicine*, 37.

que aprender acerca de la soya, pero la mayoría de las investigaciones han mostrado que es sana y nutritiva cuando se consume en cantidades razonables, una o dos porciones diarias."[72] Piensa por ti misma y toma tus propias decisiones.

Si decides comer productos de soya que sustituyen a la carne, debes saber que no saben exactamente igual. Pero cuando te deshagas de tu adicción a la carne, estarás satisfecha con los sustitutos. Sólo necesitas unas semanas (y unos dólares) experimentando hasta que encuentres los que más te gustan. Las hamburguesas vegetarianas existen al por mayor; hay alitas búfalo vegetarianas tan deliciosas que se te caen los calzones; ¡algunas marcas hasta hacen carnes frías y tocino! Una página electrónica genial que puedes visitar es www.vegieworld.com; es una compañía asiática que no sólo vende pollo y carne falsa, también mariscos. En el capítulo 11 encontrarás muchas maravillas sin carne. Debes leer las etiquetas de todo lo que compres y asegúrate de que no contengan ningún producto animal.

72 Weil, "Does Soy Have a Dark Side?", drandrewweilselfhealing.com

5

EL DESASTRE LÁCTEO

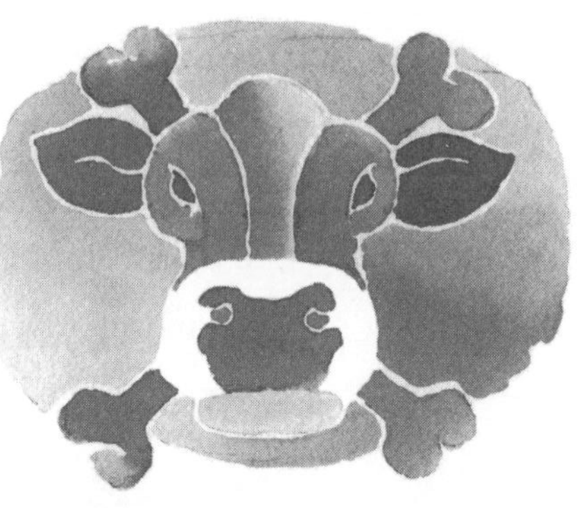

Ve a chuparle las tetas a tu madre. Anda, ve. ¿Te parece ridículo? Pues lo es. Prepárate para usar la cabeza.

Cuando una mujer da a luz, su cuerpo produce leche para amamantar a su bebé. La leche materna puede hacer crecer a un bebé de ocho libras, en un infante de 24. Suena que engorda bastante, ¿no? Pues sí, lo hace. La leche materna está diseñada para cubrir el periodo de crecimiento más acelerado de un ser humano. Puede lograr un aumento de peso del 300 por ciento en doce meses. Cuando la criatura alcanza los 12 o 24 meses, la mamá deja de amamantarlo. Sus pechos se secan. El niño nunca más beberá leche materna.

Las vacas, como mamíferos, son prácticamente iguales. Sus cuerpos producen leche cuando dan a luz. Contrario a la creencia popular, no necesitan ser ordeñadas nunca. Sus ubres, como las tetas de una mujer, existen aunque no tengan leche. Hay una diferencia, eso sí: la leche de las vacas convierte a un becerro de 90 libras en una vaca de 2000 libras en el transcurso de dos años.[73] Permite que los becerros dupliquen su peso de nacimiento en 47 días y deja sus cuatro estómagos completamente llenos. Parece que engorda aún más que la leche materna, ¿no? Pues sí, lo hace. Tiene que hacerlo. Las vacas son más grandes y su funcionamiento interno es completamente diferente al nuestro. Es obvio. Son vacas. Nosotros somos humanos.

Los mamíferos necesitan la enzima lactasa para digerir la lactosa (el azúcar que se encuentra en los lácteos). Sin embargo, entre los dieciocho meses y los cuatro años, perdemos entre 90 y 95 por ciento de esta enzima. La lactosa que no se digiere y la naturaleza ácida de la leche pasteurizada provoca el crecimiento de bacterias en nuestros intestinos.[74] Lo anterior contribuye a un mayor riesgo de cáncer porque, como ya lo hemos dicho, las células cancerígenas prosperan en condiciones ácidas.[75]

¿Tienes mocos? Los lácteos producen mocos y, tarde o temprano, el cuerpo desarrolla gripes o alergias para combatir la invasión láctea.[76] La madre naturaleza no es ninguna tonta; todas las especies, incluida la nuestra, tienen exactamente

73 Diamond, *Fit for life II*, 242.
74 Cousens, 479.
75 "10 Reasons to Avoid Acidosis", polyMVAsurvivors.com
76 Diamond, *Fit for Life II*, 243.

lo que necesitan para sobrevivir. Que un adulto le chupe las tetas a su madre no es parte del plan. Cuando crecemos, ya no necesitamos la leche materna, igual que las vacas dejan de necesitar la de su madre. Somos la única especie del planeta que, una vez adulta, bebe leche. También somos la única especie del planeta que bebe leche de otra especie. Podemos, de una vez por todas, preparar nuestro cereal con leche de gorila y comer galletas de cebra, no hay diferencia.

¿Por qué la leche de las vacas? Usar al animal que más cantidad de leche produce y es más fácil de mantener que un elefante, significa más dinero para los criaderos. No tiene *nada* que ver con salud o nutrición. Todo se trata de dinero, de ganancias. La industria de lácteos es multimillonaria, y está basada en una mercadotecnia brillante y en el sabor adictivo de leche, mantequilla y queso. Ha convencido a la mayoría de los doctores, consumidores y gobiernos de que *necesitamos* la leche de vaca. Toda la vida nos han dicho: "Necesitas leche para crecer. Sin leche, tus huesos se debilitarán. Si no bebes leche, te dará osteoporosis. Necesitas calcio." *Pinches mentiras*.

Los investigadores de Harvard, Yale, Penn State y el Instituto Nacional de Salud de Estados Unidos, han estudiado el efecto que el consumo de lácteos tiene en los huesos. Ninguno de estos estudios identificó que la leche combatiera de alguna forma la osteoporosis.[77] Al contrario, un estudio financiado por el Consejo Nacional de Lácteos reveló que el alto conte-

77 "Milk Sucks", milksucks.com

nido proteínico de los lácteos filtra el calcio del cuerpo.[78] Después de revisar 34 estudios provenientes de dieciséis naciones, los investigadores de Yale encontraron que los países con más altas tasas de osteoporosis –incluidos Estados Unidos, Suecia y Finlandia– son aquellos con más alto consumo de carne, leche y otros productos animales.[79] Otro estudio reveló que aunque 40 millones de mujeres estadounidenses sufren de osteoporosis, solo 250 mil africanas tienen enfermedades óseas. De hecho, de 40 tribus en Kenia y Tanzania, solo una –la maasai– tienen miembros con osteoporosis. Y sucede que los maasai son una tribu cuya principal actividad productiva se relaciona con el ganado y, por tanto, beben leche.[80]

Los productos lácteos han sido relacionados con una serie de problemas que incluyen acné, déficit de atención, hiperactividad, fibromialgia, dolor de cabeza, acidez, indigestión, síndrome de colon irritable, dolor en las articulaciones, osteoporosis, función inmune deficiente,[81] alergias, infección de oído, cólicos, obesidad, enfermedades cardiacas, diabetes, autismo, enfermedad de Chron, cáncer de mama, de próstata[82] y de ovarios.[83]

Harvey y Marilyn Diamons, en su libro Fit for Life II, insisten: LOS LÁCTEOS PRODUCEN ENFERMEDADES. Son

78 Ibid.
79 Ibid.
80 Cohen, "The Essence of Betrayal", notmilk.com
81 Wangen, "Food Allergy Solutions Review", foodallergysolutions.com
82 "Milk Sucks: Find Out More", milksucks.com
83 "Two New Studies Sour Milk's Image", pcrm.org

dañinos. Causan sufrimiento. Son el alimento perfecto si quieres enfermarte y sentirte mal. Los nutriólogos que promueven el consumo de lácteos y presumen sus virtudes, deberían esconder la cabeza en el tierra, de vergüenza, no sólo por hacer creer a los inocentes que los lácteos tienen algún valor, también por no estar al tanto en el campo del que dicen ser expertos.

Sí, decimos que en el campo médico es ampliamente conocido que los lácteos son malos. Sí, estamos diciendo que los ejecutivos de la industria de lácteos están conscientes de esto, pero aun así declaran que la leche "le hace bien al cuerpo". ¿Cómo logran zafarse de la realidad? Fácilmente. Se gastan millones de dólares al año en promocionar sus productos. Y los consumidores promedio no gastan su tiempo en leer publicaciones científicas, pero sí leen revistas y ven televisión.

¿Qué hay de los médicos? ¿Por qué creen que la leche es benéfica? Es un hecho triste que la mayoría de los médicos no saben nada de nutrición. De acuerdo con resultados de algunas investigaciones del Senado de Estados Unidos, los doctores reciben menos de tres horas de entrenamiento nutricional en la escuela.[84] Han sido engañados. Como el resto de nosotros.

Pretendamos, por un minuto, que la leche de vaca es sana para los humanos. Aunque lo fuera, para cuando las fábricas y granjas terminan de procesarla, ya no lo sería. La dioxina, una de las sustancias más tóxicas del mundo, se

84 Robbins, 150.

encuentra con demasiada frecuencia en los lácteos.[85] Y recuerda, para los establecimientos ganaderos de producción intensiva, más producción significa más ganancias. Cuando consumes lácteos, consumes también los antibióticos, pesticidas, esteroides y hormonas que se encuentran en la carne. A las vacas las inyectan con hormona bovina de crecimiento. Sus ubres, en condiciones normales, producen diez libras de leche al día. Los ganaderos codiciosos tienen a sus vacas produciendo hasta cien libras al día. No hay un granjero amigable ordeñando a la vaca; las ordeñan máquinas, pinzas de metal que se adhieren a las ubres hipersensibles de las vacas. Las ubres se lastiman y se infectan, secretando pus. Pero las máquinas siguen ordeñando, chupando las células muertas y depositándolas en la leche.[86] ¿Qué tan asqueroso es eso? Para deshacerse de las bacterias y del resto de la mierda, la leche debe pasteurizarse. Pero este proceso destruye las enzimas benéficas y el calcio sin siquiera destruir las bacterias por completo. Carajo, ¡en la leche hay hasta partículas radioactivas![87]

Pero el gobierno y el Departamento de Agricultura de Estados Unidos, ¿no nos protegen de esto? Ni madres. Los pesticidas con altísimos niveles de partículas dañinas se encuentran dentro de los estándares del gobierno. Archivos de la FDA muestran que "prácticamente el cien por ciento de los quesos

85 Steinman, 131-132.
86 "Milk Sucks", milksucks.com
87 Cousens, 478.

que se producen y venden en Estados Unidos tienen residuos perceptibles de pesticidas".[88]

La leche no es una fuente confiable de minerales. Las frutas y las verduras te dan niveles mucho más altos de magnesio, cromo, selenio y manganeso. Además, las frutas y las verduras son ricas en boro, lo que te ayuda a disminuir la pérdida de calcio a través de la orina.[89] Consumir demasiados lácteos causa un bloqueo en la absorción de hierro, por lo que es fácil presentar un déficit de este mineral.[90]

Así que, ¿necesitas consumir calcio aparte? No. Una forma simple de consumir la cantidad correcta de calcio es incluir en tu dieta granos fortificados, kale, berza, hoja de mostaza, col, alga marina, berros, garbanzos, brócoli, frijoles rojos, frijol de soya, tofu, semillas (el ajonjolí es una de las más ricas) y nueces. Es así de simple. Pero ni pienses en tomar cápsulas de calcio para equilibrar tu insumo. Las investigaciones demuestran que los suplementos no son significativos cuando se trata de prevenir o tratar la osteoporosis.[91] Buenas noticias: quince minutos de luz del sol al día son buenísimos para la absorción de la vitamina D, lo que se traduce en huesos más fuertes.

Seguro ahora te preguntas, ¿y qué hay de los huevos? Cuando una mujer está embarazada y consume alcohol o drogas, afecta al feto, ¿correcto? Correcto. Bueno, es lo mismo

88 Steinman, 122.
89 Holford, *The Optimum Nutrition Bible*, 42.
90 Robbins, 164.
91 Cousens, 316.

con los pollos y sus huevos. Cuando comes huevo, estás ingiriendo exactamente las mismas hormonas, pesticidas, químicos y esteroides que si comieras el pollo directamente. Así que si crees que comer sólo la clara del huevo no engorda, estás muy equivocada. Los huevos son ricos en grasa saturada y son completamente asquerosos cuando piensas en lo que realmente comes. Intenta eso una vez, ¡pensar en lo que comes!

Te vas a hacer pipí en los pantalones cuando notes la cantidad de peso que pierdes al dejar de consumir lácteos. La grasa es lo que le da al queso el sabor y la textura que amamos. De las calorías que tiene el queso, 70 u 80 por ciento son de grasa. Aunque compres productos bajos en grasa, más de la mitad de sus calorías vienen de la grasa.[92] ¿Sin grasa? Por favor, ¡ni madres! Acuérdate para qué está hecha la leche. Para engordar a los becerros. ¿De verdad crees que puede hacerse sin grasa? Saca ya la cabeza de tu culo.

Leche=grasa

Mantequilla=grasa

Queso=grasa

La gente que cree que estos productos pueden
estar libres de grasa =completos imbéciles.

Por suerte, hay muchísimas opciones a los lácteos. Puedes encontrarlos en el súper; algunas cafeterías y restaurantes ofrecen leche de soya. Muchos sustitutos de leche están fortificados con vitaminas y calcio. Pero siéntete libre de

92 Weiss, 87.

buscar el producto que más te guste. Acuérdate siempre de leer los ingredientes. Evita los sustitutos de leche que contienen azúcar. En vez de mantequilla, busca sus sustitutos hechos con aceites no hidrogenados. ¿No puedes vivir sin helado? No tienes por qué, ¡hay marcas de helado hechos con soya! Y son completamente libres de lácteos. Hasta tienen sabores deliciosos como chocolate con menta, avalancha de galleta, chocolate con chocolate y mantequilla de maní. Algunas marcas, como Soy Delicious tienen, además, una línea endulzada con fruta. ¡Sin lácteos y sin azúcar! ¡Demasiada emoción! También somos fan de Double Rainbow Soy Cream, otra alternativa al helado sin lácteos. ¿Eres adicto al queso? No hay problema. También hay sustitutos; algunas marcas, como Follow Your Heart hacen mozarrella, manchego y queso para nachos, ¡que hasta se derriten! Es lo máximo. Pero ten cuidado con los productos que presumen de ser "queso de soya", quizá están engañando al consumidor. No compres nada hasta leer los ingredientes; muchos productos tienen productos lácteos disfrazados, como suero y caseína. Aléjate. Hay otras marcas que sí son libres de lácteos pero saben a madres.

¿No puedes vivir sin comer huevos? Fácil. Los huevos que se venden en tetrapack, ya revueltos, sí están hechos de huevos reales así que no-no. Pero, si fríes tofu, le agregas mantequilla de soya, sal, pimienta y catsup, tienes un "huevo" frito. También existen sustitutos de huevo en polvo, que sirven para cocinar y hornear, una marca es Ener-G. Busca en las tiendas veganas, naturistas y orgánicas locales los productos que más se acerquen a los sustitutos de lácteos.

Mientras más crece la demanda de productos sanos, deliciosos, veganos y sin lácteos, más compañías comenzarán a crearlos. Así que deja que tu dinero hable por ti, gasta en comida sana, tu cuerpo te lo agradecerá. Y no seas penosa. Si tu supermercado local no tiene productos, ¡pídelos!

6

ERES LO QUE COMES

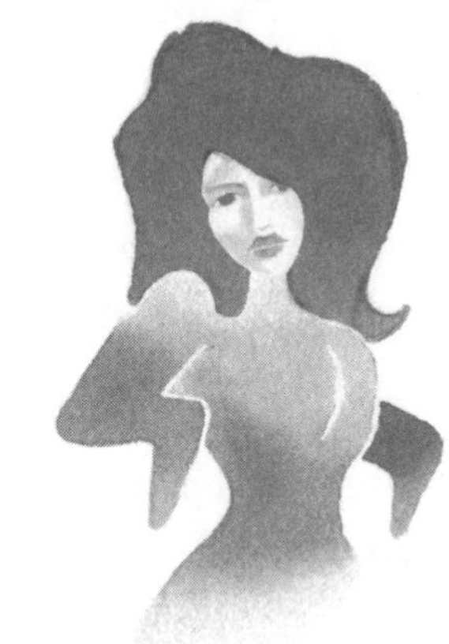

Ahora es un buen momento para reflexionar sobre el viejo dicho: "Eres lo que comes." Esta declaración, en toda su simplicidad, es brillante. Eres lo que comes. Eres un cuerpo humano, compuesto de órganos, sangre, entrañas y demás madres. La comida que le das recorre tus órganos, tu torrente sanguíneo y se convierte en lo que eres. Así que cada vez que le metes mierda a tu cuerpo, eres mierda.

Si los capítulos 4 y 5 no te convencieron de dejar de comer productos animales (o sea, mierda), quizá éste sí lo haga. Ya conoces las condiciones abismales en las que viven los animales de los establecimientos ganaderos de producción intensiva, pero no tienes idea de las prácticas de matanza y carnicería. Los protocolos "humanos" exigen que los animales estén inconscientes antes de matarlos. Para las vacas, esto significa recibir un toque en el cráneo. Cuando se hace correctament usando el equipo adecuado, el toque deja inconsciente a la vac Pero el tiempo es dinero y los mataderos operan a la veloc dad de la luz, algunos matando un animal cada tres segundo Dado que los animales están asustados, intentan escapar y n son fáciles de aturdir con el toque, así que es muy común que lo encargados de los toques fallen.[93] En el caso de los cerdos, s aterran tanto que resultan más difíciles de aturdir, pero si el to que es demasiado intenso, la piel del puerco se lastima y sangr (lo cual es malo para el negocio). Y como el negocio es primer en algunos mataderos reducen la intensidad del toque, aunqu esto no garantice que el cerdo quede realmente inconsciente.[9

Aturdidos o no, los cerdos y las vacas después son co gados del techo con una cadena amarrada a sus patas.[95] E teoría, están inconscientes mientras se tambalean ahí, de ca beza, pero muchas veces están completamente conscientes luchando, mirando fijamente a los trabajadores, encargados d cortarles la garganta.[96] Después, los cadáveres se ponen e una banda en la que se desangran. Pero, otra vez, estos anima lones asustados, luchando y conscientes, son blancos difícile para los encargados de degollarlos, así que no siempre logra un "corte limpio". Antes de que las vacas se desangren, la pie es despellejada de su cabeza, mientras siguen conscientes.[9

93 Eisnitz, *Slaughterhouse*, 20, 24-25, 31.
94 Ibid., 66.
95 Ibid., 69-70.
96 Ibid., 126-133.
97 Ibid., 29.

Claro que este dolor es insoportable así que las vacas siguen luchando y pataleando frenéticamente. Para evitar que los lastimen, los trabajadores de los mataderos paralizan la columna vertebral de los animales con un corte en la nuca. Así, el animal se paraliza de la cabeza para abajo y el trabajador está a salvo de patadas. Pero estas vacas aún pueden sentir cómo las despellejan.[98] Después les cortan la cabeza y las extremidades, sus entrañas son retiradas del cuerpo y, finalmente, parten lo que queda del cuerpo a la mitad. Es común que a los puercos, aún conscientes, los metan en agua a 140°C para remover el pelo de su cuerpo.[99]

Los pollos –dado que están tan estresados y viven sobrepoblados por completo– frecuentemente pican a los trabajadores así que la punta de sus picos es, literalmente, cortada. Aunque actualmente constituyen 95 por ciento de los animales asesinados para consumo humano, el Congreso de Estados Unidos exentó a los pollos (y pavos) del *Humane Slaughter Act*; es decir, no es necesario que sean aturdidos antes de ser asesinados[100] (aunque no hace mucha diferencia de todos modos). Pero como es más fácil manejar pollos que no luchan por su vida, sus cabezas son introducidas en agua con carga eléctrica; esto paraliza a las aves pero no las deja inconscientes.[101] Son sacudidos, puestos de cabeza y degollados por una máquina a un ritmo

98 Ibid., 20, 28-29.
99 Ibid., 71.
100 Ibid., 166.
101 Idem.

de miles por hora.[102] Después, los meten en agua hirviendo para desplumarlos; una vez más, en este punto los pollos deberían estar muertos, pero si la máquina falla o los pollos aún no se han desangrado por completo, el agua termina por "hervirlos" vivos. Después pasan por una máquina que les quita las plumas a golpes, justo después de que su cuerpo ha sido literalmente hervido.[103] Por supuesto, luego de este proceso, los pollos han sido manejados como muñecos de hule: del cuello, las patas, las alas y el pescuezo. Bueno, ya te hiciste una idea.

En las granjas de huevos, los pollos bebés son perfectamente inútiles para los granjeros porque no producen huevos. Así que los avientan a una banda eléctrica que tira a los "inútiles" pollitos a la basura. Así es. Literalmente millones de pollitos acaban unos encima de otros en basureros, esperando su muerte.

En su libro *Slaughterhouse*, Gail Eisnitz, la investigadora en jefe de la Asociación de Agricultura Humana, entrevistó a docenas de trabajadores de mataderos alrededor del país. *Todos y cada uno de ellos* aceptaron abusar de los animales o no reportar a quienes lo hacían.[104] A continuación, citas exactas de algunos de los trabajadores de mataderos que entrevistó para su libro. Son demasiado gráficas y difíciles de leer pero te suplicamos que las leas todas. Es importante saber a qué contribuyen nuestros deseos culinarios. Si los animales lo han vivido, tú puedes leerlo.

102 Idem.
103 Idem.
104 Idem.

Los veo tomar la máquina de toques –tan larga como de un metro– y meterla en el culo de los cerdos... También lo hacen con vacas... En sus orejas, ojos, por su garganta... Los animales sufren pero lo siguen haciendo.[105]

Los cerdos se estresan fácilmente. Si los pinchas demasiado, les dan ataques cardiacos. Si te toca un cerdo que ya madrearon demasiado o está infartado y se rehúsa a moverse, tomas un gancho y lo ensartas en su ano. Estás arrastrando a estos cerdos vivos y muchas veces, los ganchos desgarran su ano. He visto jamones (muslos) completamente rasgados. También he visto intestinos salidos. Si el cerdo se colapsa antes de tiempo, le clavas un gancho en el cachete y lo arrastras.[106]

O en su boca. En el paladar. Y siguen vivos.[107]

Los cerdos en el piso se me acercan aturdidos y me tocan como lo haría un perrito. Dos minutos después, los tengo que matar a golpes con un pipa.[108]

Estos cerdos caen en el tanque hirviendo y empiezan a gritar y a patalear. A veces golpean tan fuerte que

105 Ibid., 124.
106 Ibid., 82.
107 Ibid., 125.
108 Ibid., 87.

salpican agua hirviendo del tanque... Tarde o temprano se ahogan. Hay un brazo rotante que los empuja hacia abajo, no tienen chance de escapar vivos. No estoy seguro si se queman antes de ahogarse, pero les lleva un par de minutos dejar de moverse.[109]

A veces lo agarro [al cerdo] por la oreja y lo clavo en su ojo. No solo le saco el ojo, llego hasta la nuca, a través del cerebro y sacudo el cuchillo.[110]

Es que no sólo lo matas, lo clavas hasta el fondo, empujas la pipa, lo haces ahogarse en su propia sangre. Rompes su nariz. Un cerdo vivo está corriendo por el piso. Sólo te mira y yo le clavo... sólo tomo el cuchillo y le saco un ojo mientras está ahí sentado. Y el cerdo grita.[111]

Te podría contar muchas historias de terror... de ganado que se queda atorado debajo de las puertas de guardia, y la única forma de liberarlos es cortándoles la cabeza mientras siguen vivos.[112]

Los patea [a los cerdos], pincha, usa lo que puede. Ya ha roto tres trinches este año, sólo de sacudirlos. No le

109 Ibid., 84.
110 Ibid., 91.
111 Ibid., 93.
112 Ibid., 130.

importa si le pica los ojos, cabeza, trasero. Los sacude y los clava tan fuerte que rompe los mangos de madera. Y los clava también en su espalda.[113]

He visto a animales vivos ser sacudidos, golpeados, aturdidos, despellejados. Demasiados para llevar la cuenta, para recordar. Es un proceso que está ahí continuamente. He visto a ganado vivo mirar a su alrededor antes de ser degollado. He visto cerdos [que deberían estar acostados] en la banda transportadora levantarse antes de ser asesinados. He visto cerdos tratar de nadar en los tanques de agua hirviendo.[114]

He visto a tipos agarrar escobas y clavarlas en el trasero de las vacas. Cogiéndoselos con un palo de escoba.[115]

He golpeado a vacas hasta que sus huesos se rompen, mientras están vivas. Arrastrándolas por el piso y cuando se atoran en las puertas, las jalo hasta que su piel se rasga, hasta que la sangre gotea en el concreto y el acero. Rompiendo sus piernas... y la vaca llora con la lengua de fuera. Lo jalan hasta que su cuello se rompe.[116]

113 Ibid., 132.
114 Ibid., 132-133.
115 Ibid., 144-145.
116 Ibid., 145.

> *Una vez tomé mi cuchillo –lo suficientemente filoso– y corte la punta de la nariz de un puerco, como si fuera una rebanada de bologna. El cerdo se puso loco unos segundos. Después se quedó ahí sentado, como estúpido. Tomé un puño de salmuera y lo puse en lo que quedaba de su nariz. Entonces sí se puso loco. Todavía tenía salmuera en la mano y, como traía guantes, metí la mano en su ano. El pobre puerco no sabía si sentarse o quedarse ciego.*[117]

> *Nadie sabe quién es responsable de corregir el abuso animal en la planta. El USDA no hace ni madre.*[118]

Eisnitz relata el constante fracaso de los inspectores del Departamento de Agricultura de Estados Unidos (USDA, por sus siglas en inglés) para detener estos abusos y su facilidad para desviar la mirada. Además, expuso la descarada tolerancia del USDA para permitir carne contaminada en el suministro de comida humana. Piénsalo. *¡Diez mil millones de animales al año!* ¿Crees que la USDA tiene suficientes inspectores para supervisar la matanza humana y segura de diez mil millones de animales al año? Claro que los inspectores toleran el abuso y la carne contaminada. Imagínate el tipo de persona que aguantaría ser testigo de la matanza de millones de animales ino-

117 Ibid., 93.
118 Ibid., 133.

centes cada día. Aun si cada inspector hiciera un excelente trabajo (no lo hacen), los trabajadores de los mataderos pueden fácilmente burlar el sistema. Eisnitz entrevistó a un trabajador de un matadero de caballos que le dijo: "Puede que sea una parte suya [de un caballo infectado] o la neumonía que está en todos lados. Yo lo arrastraba y mi jefe me decía que le cortara los cuartos traseros y lo metiera al congelador. Se supone que la carne está contaminada pero lo cortas y metes su carne en bolsas." Cuando Eisnitz le preguntó: "Pero, ¿no tiene que ser aprobada por el inspector del USDA?", él respondió: "Él [su jefe] tiene el sello. Puede sellarlo en cuanto se va el inspector... Agarras un caballo sentenciado, lo despellejas, lo cortas y vendes la carne... lo hemos vendido como res."[119]

De acuerdo con el testimonio congresional de un ex trabajador de Perdue, las plantas de aves están sucias. Dijo que había moscas, ratas y cucarachas de siete centímetros en las paredes y el piso.[120] Aunque no lo puedas creer, se pone peor: "Después de ser colgados, los pollos a veces se resbalan y caen en la alcantarilla que corre abajo de la línea. Ahí es donde viajan las cucharachas, intestinos, partes infectadas, contaminación fecal y sangre. Los trabajadores vomitan en esa alcantarilla... todo lo que los trabajadores mastican y escupen, todo cae ahí. Los supervisores de Perdue nos indicaron que los pollos que se caen, deben regresar a la línea."[121] Un ins-

119 Ibid., 140-141.
120 Ibid., 172.
121 Idem.

pector de la USDA dijo de las cucharachas: "Una vez alumbramos con una linterna un hoyo del que entraban y salían; eran tan grandes que parecían gusanos. No se veía la superficie."[122] Un trabajador de otra planta avícola dijo: "Todos los días veía pollos negros, verdes, con heces, que apestaban. Los pollos así deben tirarse, pero en vez de eso, eran enviados a la línea de producción."[123] Uno más: "Yo personalmente he visto carne podrida; la reconoces por el olor. Esta carne se mezcla con la carne fresca y la venden como comida de bebé. Nos dicen que la mezclemos con la carne buena y así la venden. Puedes ver que tiene gusanos adentro."[124] Sin comentarios. Simplemente no tenemos palabras.

Los animales son inteligentes, emocionales, criaturas sociables. Investigadores de la Universidad de Bristol, en Inglaterra, descubrieron que las vacas cosechan amistades y guardan rencor. Un estudio demostró que las vacas demuestran emoción cuando resuelven retos intelectuales.[125]

Los pollos son tan inteligentes como los mamíferos, incluyendo algunos primates, dice el conductista animal doctor Chris Evans, de la Universidad de Macquarie, en Australia. Son alumnos aptos y pueden aprender observando los errores de otros. Un investigador condujo un estudio que demostró que los pollos tienen la habilidad de usar interruptores

122 Ibid., 173.
123 Ibid., 174.
124 Ibid., 175.
125 Leake, "The rich emotional and intellectual lives of cows".

y palancas para cambiar la temperatura a su alrededor. Un documental de la PBS demostró el amor de los pollos por la música y la televisión.[126]

¡Los cerdos pueden jugar videojuegos! Han sido calificados como más inteligentes que los perros y los humanos menores de tres años. También pueden indicar qué temperatura prefieren.[127]

Hasta los peces tienen sentimientos. El doctor Donald Broom, científico consultor del gobierno inglés, explica: "La literatura científica es muy clara. Anatómicamente, fisiológicamente y biológicamente, el sistema de dolor de los peces es muy parecido al de las aves y los humanos." Los peces, como "vertebrados superiores", tienen neurotransmisores similares a las endorfinas, que alivian el dolor. Por supuesto, la única razón por la que su sistema produce esta sustancia es para aliviar el dolor. [128]

Los animales escuchan los sonidos y el llanto de otros animales siendo torturados y se aterrorizan. Saben que ellos están a punto de morir y se asustan. Cuando sus crías son tomadas, las vacas patean las paredes con ira y frustración y, literalmente, lloran con dolor.

Piensa en cómo te sientes cuando estás enojado, asustado y profundamente dolido. Ten en mente los sentimientos físicos que acompañan estas emociones; el dolor, el miedo, la

126 "The hidden lives of Chickens", peta.org
127 "Pigs: smart animals at the mercy of the pork industry", peta.org
128 "Fish Feel Pain", fishinghurts.com

ira, producen cambios químicos en nuestro cuerpo. A los animales les pasa lo mismo. Su presión sanguínea se incrementa. La adrenalina corre por su cuerpo. Estás comiendo presión alta, estrés y adrenalina. Estás comiendo miedo, ira y dolor. Estás comiendo sufrimiento, horror y asesinato. Estás comiendo crueldad. Eres lo que comes. No puedes estar flaca y hermosa, con una piel radiante, si comes miedo, ira y dolor.

Aunque un porcentaje minúsculo de la carne en Estados Unidos viene de granjas de pasto abierto, ¿cómo puedes estar absolutamente seguro de que sí lo es? Las compañías quieren hacernos creer que los productos etiquetados "pasto abierto" o "granja libre" provienen de animales que pasan su corta vida al aire libre, disfrutando del sol, el aire fresco y la compañía de otros animales. Pero las etiquetas –fuera de "orgánico" en los cartones de huevo– no son sujetas a regulación gubernamental. Además, el USDA no regula las concesiones de "pasto abierto" o "granja libre" en los productos de carne.[129] ¿Crees en la palabra de quienes viven de dinero manchado de sangre? Y aunque la granja sí fuera a pasto abierto y humana, los animales de todas formas son enviados a mataderos. (Un video encubierto de un matadero kosher reveló que los animales sufren del mismo abuso y tortura. Puedes verlo en www.humanekosher.com).[130] Muchos animales ni siquiera sobreviven el trayecto de la granja al matadero. La única ley que existe

129 "Free-Range Eggs and Meat: Conning Consumers?", peta.org
130 "Investigation Reveals Slaughter Horrors at Agriprocessors", peta.org

respecto al traslado de animales, es en relación con la transportación en tren. Pero sucede que 95 por ciento de los animales son transportados en camión.[131] Es difícil pensar que los nuevos lineamientos están siendo cumplidos o ejecutados. Los animales reciben poquísima (o nada) comida y agua, y ningún tipo de protección. Millones de animales llegan muertos a su destino, o demasiado enfermos para siquiera caminar. No tienen un tiempo destinado para aliviar sus necesidades así que viajan en sus heces y orina. En el invierno, la piel y las patas de los animales se congelan y se pegan a los camiones por lo que son, literalmente, arrancados del piso o de la pared. Uno de los trabajadores que entrevistó Eisnitz dijo: "Se congelan y se pegan al acero. Siguen vivos pero usan un gancho y un cable para despegarlos, y de paso también les rompen las extremidades."[132]

Asumiendo que empieces con un animal sano (muy improbable), ahora has comido hormonas, pesticidas, esteroides, antibióticos, miedo, ira y dolor. Eres lo que comes. Pero, ¿y si el animal no estaba sano? Los animales que están demasiado enfermos o lastimados para caminar son, literalmente, arrastrados al matadero con una cadena que, de un lado, sujeta las patas del animal y del otro, al camión que los arrastra. Hasta 2004, el USDA aún permitía que estos animales fueran matados para consumo humano. Finalmente, con el surgimiento de

131 Eisnitz, "Ask the Experts", peta.org
132 Eisnitz, *Slaughterhouse*, 125.

más enfermedades de las vacas locas (una enfermedad incurable que puede transmitirse a los humanos que consuman su carne), recobraron el sentido común. Pero en 2005, el Secretario del USDA, Mike Johanns, anunció que animales lastimados o enfermos podían ser para consumo humano. Menos mal, cuando empezó su presidencia, Barack Obama lo prohibió. Imagínate, estarías comiendo las enfermedades del animal. Eres lo que comes. (Ten en mente que esta política aplica para vacas, cerdos, pollos, cabras, ovejas y los pavos enfermos que aún forman parte del consumo humano.)

Pretendamos que todos los animales matados para el consumo humano están sanos, felices, libres de antibióticos, esteroides, pesticidas y son tratados humanamente. Pretendamos que comemos "carne perfecta". Excelente. ¿Pero qué estás comiendo exactamente? "Carne" es la piel descompuesta, putrefacta y podrida de un animal. En cuanto el animal muere, empieza a descomponerse. ¿Cuánto tiempo pasa entre la muerte del animal y tu consumo de la carne? Podrían ser semanas. Quizá meses. ¿Quieres meterte a la boca el cadáver de un animal que lleva meses pudriéndose? ¿En tu cuerpo? Porque la carne es tejido muscular, se oxida en un ambiente natural y se pone de color café. Así que en la mayoría de los mercados o supermercados, raspan la parte café para que la carne se vea más sabrosa. Otro truco es usar luz especial para realzar el color de la carne.[133] Los restaurantes y los ganaderos pueden

133 Brown, correo electrónico.

decir que su carne está "madura a la perfección", pero no importa qué corte pidas, sigue siendo un cadáver putrefacto. Eres lo que comes.

Sólo porque no puedes ver lo que está pasando, no significa que no pase. Cada vez que tengas antojo de carne o de lácteos, piensa en lo que pasa en los mataderos, las plantas procesadoras o los supermercados. Linda McCartney lo dijo mejor: "Si los mataderos tuvieran ventanas, todos seríamos vegetarianos."[134] Si necesitas más motivación para tu nuevo estilo de vida, visita www.GoVeg.com y ordena tu equipo de vegetariano principiante.

Así que ya eres, oficialmente, vegano: una persona que no come ningún producto animal. Nada de carne, pollo, cerdo, pescado, huevos, leche, queso o mantequilla. Siéntete genial al respecto. Sí, es un reto evitar estos alimentos pero sentirás la recompensa kármica de ser vegano (como el de ser flaca). Para empezar, estás salvando la vida de, por lo menos, 90 animales al año.[135] Además, puedes ser ambientalista ya que los establecimientos ganaderos de producción intensiva están destruyendo el ambiente. Aunque suene ridículo, el metano que resulta de los eructos y gases de diez mil millones de animales al año es responsable directo del calentamiento global.[136] La orina y las heces fecales están contaminando el suelo y el agua en todo el país. De acuerdo con la Agencia de

134 "Animal Friendly Quotes", peta.org
135 "Everything you need to eat right for your health", peta.org
136 "Factory Farming: Environmental Consequencues", animalalliance.ca

Protección del Ambiente, es la fuente de contaminación más grave de las vías fluviales de Estados Unidos.[137] Aún peor, la cantidad de terreno, comida, agua y energía que se necesita para criar diez mil millones de animales al año podría usarse para producir alimentos para *todas las personas famélicas del mundo*. Es correcto, que seas vegano es un paso para acabar con el hambre mundial. Esto sí es un karma serio a cambio de ser flaca.

Bueno, no debes comer vacas, pollos, cerdos, pescados, leche, queso o huevos. Entonces, ¿qué carajos debes comer? Prácticamente, todo lo demás: frutas, vegetales, legumbres, nueces, semillas y granos. En el fondo, siempre has sabido que esos alimentos son los que te harán mejor; es tiempo de ponerte las pilas. Nuestras dietas se han alejado demasiado del camino que deben seguir; hemos permitido que la carne sea la atracción principal y los granos y los vegetales los actores secundarios. Mal, mal, mal. Hay una plétora de comida sana y deliciosa que seguramente has rechazado durante años. Bueno, esos días se acabaron.

¿Te acuerdas cuando en la primaria aprendiste qué era la fotosíntesis? Las plantas absorben la energía del sol, y nosotros la recibimos al comerlas. Si puedes, imagínate la luz del sol, radiante, sobre las verduras y las frutas; conforme comemos, esa luz y esa energía se transmite a nuestro cuerpo. Nuestro sistema nervioso se mantiene y se estimula con esta

137 Cook, "Environmental Hogwash", inthesetimes.com

luz. Qué regalo tan increíble de la naturaleza poder comer algo tan puro que le da tanto a nuestro cuerpo. Eres lo que comes.

Pero, aguas, no todas las frutas y las verduras se crearon igual. Las plantas necesitan vitaminas y minerales para funcionar y crecer correctamente. Cuando son rociadas con pesticidas y crecen en un suelo tratado químicamente, no absorben todos los nutrientes necesarios. Esto resulta en una pérdida importante de enzimas. Entonces, las frutas y los vegetales orgánicos –los que han crecido en suelo sin tratar y sin pesticidas– tienen muchas más enzimas que los que han crecido convencionalmente.[138]

Cualquier científico te dirá que la comida tiene "energía" o "vida". Cualquiera con sentido común puede decirte que comer fruta fresca es mucho mejor que una cocinada, en lata, o con conservadores. ¿Por qué? Porque esta "vida" viene de la energía de las plantas, nutrientes, enzimas y fitoquímicos. Las enzimas son factores bioquímicos que necesitamos para sobrevivir. Son vitales para la digestión, respiración, reproducción y funcionamiento del ADN y el ARN. También ayudan a reparar y sanar nuestros órganos vitales, a desintoxicar el cuerpo, a manejar nuestros impulsos nerviosos y a pensar.

Hay tres tipos de enzimas: metabólicas, digestivas y alimentarias. Afortunadamente, producimos nuestras propias enzimas metabólicas, las que manejan todo el cuerpo, mantienen nuestra salud y nos defienden de infecciones y enfermedades. Pero nuestro suministro de enzimas es limitado así

138 Cousens, 442.

que, para tener funciones corporales sanas todo el tiempo, necesitamos complementarlas con comida. Cuando comemos, nuestros cuerpos sueltan enzimas digestivas para desglosar los alimentos. Si le damos a nuestro cuerpo comida desprovista de enzimas, como carne, comida procesada o demasiado cocida (las altas temperaturas destruyen las enzimas), nuestro cuerpo debe trabajar mucho más duro.[139] Esto significa usar más de nuestras propias enzimas. Con el tiempo, esto puede aumentar el tamaño de los órganos digestivos y de las glándulas endocrinas. (Estudios han demostrado que el aumento de peso en estos órganos va acompañado de obesidad).[140] Esta falta de enzimas también puede causar un desajuste en la habilidad del cuerpo para producir suficientes enzimas metabólicas. Pero cuando comemos alimentos altos en enzimas, como frutas, ensaladas o vegetales apenas hervidos, tenemos un estímulo extra de enzimas y nuestro cuerpo no tiene que trabajar tanto. No hay defensor más grande de nuestro organismo que las enzimas. Cuando no se utilizan para la digestión, están ocupadas reparando y limpiando nuestro cuerpo.[141] Así que no gastes tus enzimas en pura estupidez.

Entonces, ¿cómo le damos a nuestro cuerpo estas enzimas? Necesitamos incorporar en nuestra dieta diaria los siguientes alimentos: fruta (en especial piña, papaya, plátano y mango), vegetales crudos o levemente hervidos, nueces y se-

139 Young, 82-83.
140 Howell, *Enzyme Nutrition*, 4.
141 Ibid., 4-5.

millas, trigo germinado, algas, ajo y legumbres. Los jugos son una buena forma de desintoxicar el cuerpo y obtener una buena dosis de enzimas pero debes tomarlo inmediatamente.[142] En cuanto la fruta se corta, se pela o se exprime, empieza a perder sus enzimas.[143] Así que comprar un litro de jugo "recién exprimido" no es tan benéfico como hacerlo en casa. El jugo de tetrapack ha sido pasteurizado y el calor destruye las enzimas. Eso sí, es mil veces mejor tomar jugo pasteurizado que refresco. Si no puedas preparar tus propios jugos, haz lo mejor que puedas.

Bueno, ahí está. Las frutas y los vegetales son la respuesta. A menos que seas un idiota que quiere cáncer, obesidad y órganos hipertrofiados, lo orgánico es el camino a seguir. Eres lo que comes.

142 Cousens, 299.
143 Idem.

7

LOS MITOS Y LAS MENTIRAS ACERCA DE LA PROTEÍNA

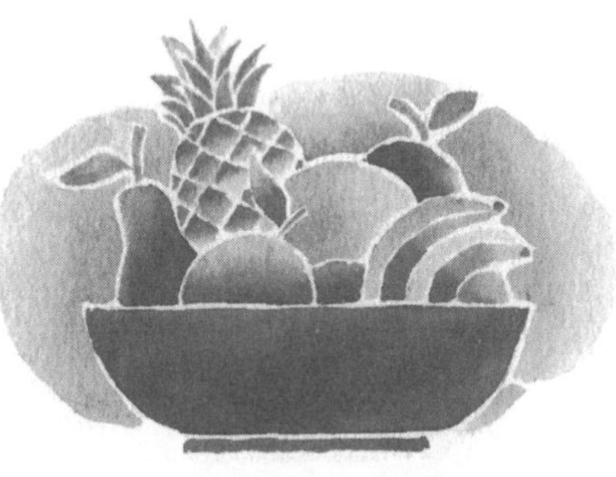

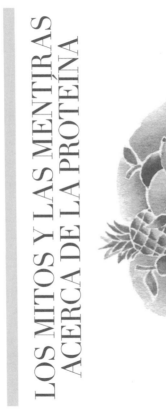

Si nos dieran un centavo por cada vez que algún cabeza hueca preguntara: "Bueno, ¿y de dónde obtienen su proteína?", seríamos más ricas que Oprah. ¿Alguna vez en tu vida has escuchado que alguien se enferme por deficiencia de proteína? ¿Alguna vez has visto a un elefante, un alce o una jirafa necesitada de proteína? Si no has estado fundido con Bourbon los últimos tres capítulos, ya debes saber que *es un mito absoluto que necesitamos una cantidad masiva de proteína*. Demasiada, en especial animal, puede perjudicar nuestros riñones; drenar el calcio, el zinc, la vitamina B, el hierro y el magnesio de nuestros cuerpos; causar osteoporosis, daño cardiaco, cáncer y obesidad. Además, altas cantidades de proteína pueden dañar nuestro tejidos, órganos y células, contribuyendo al envejecimiento prematuro o temprano.[144] ¡Madres! Ten esto en mente: otras culturas consumen menos de la mitad de proteína que nosotros y viven el doble de tiempo, mucho más sanos. [145]

Aunque en exceso es mala, la proteína es vital para nuestra salud: produce enzimas, hormonas, neurotransmisores y anticuerpos; sustituye las células muertas; transporta sustancias en el cuerpo; ayuda al crecimiento y la reparación.[146]

¿Cuánta proteína necesitamos en realidad? Bueno, depende a quién le preguntes. El rango recomendado varía entre 18 y 60 gramos diarios. Pero una cosa es cierta: los vegetarianos no necesitan preocuparse. Investigadores de Harvard han encontrado que los vegetarianos (que no viven de porquerías) obtienen la cantidad necesaria de proteínas con su dieta.[147] La Asociación Americana de Dietas reporta que tener una dieta vegetariana provee el doble de la proteína necesaria al día.[148] En su libro *Optimal Health*, el doctor Patrick Holford explica: "La mayoría de la gente está en mayor peligro de comer demasiada proteína que de comer menos de la necesaria."[149] Así que escoge algo más para estar neurótica.

¿Cómo obtienen los veganos proteína? Simple. Comemos lentejas, frijoles, nueces, semillas, frutas, verduras, granos y productos de soya (edamame, tofu, imitación de quesos y car-

144 Ibid., 313.
145 Ibid., 417.
146 Holford, 29.
147 Cousens, 312.
148 Idem.
149 Holford, 41.

nes). Cuando consumes comidas balanceadas que contienen estos alimentos, garantizas suficiente proteína. Por ejemplo, si almorzaste una hamburguesa de soya en un pan integral con aguacate, jitomate y una pequeña guarnición de ensalada, consumes 22 gramos de proteína. ¿Ves qué fácil? Si quieres un poco más, agrega espirulina, alga rica en proteínas que contiene omega-3 y omega-6, B-12 (importante para vegetarianos), enzimas y minerales. Ayuda al sistema inmunológico, previene el cáncer y ayuda con la hipoglucemia, anemia, úlceras, diabetes y la fatiga crónica. Además la espirulina contiene los nueve aminoácidos esenciales.[150]

¿Aminoácidos, eh? Sí. Hay veinte aminoácidos. Nuestro cuerpo produce once y los otros nueve esenciales pueden obtenerse con la comida. Los aminoácidos son los pilares de la proteína. Y sí, la proteína hace músculo. Pero aun si haces ejercicio y quieres fortalecer los músculos, no necesitas una sobredosis de proteína animal (un mito ridículo perpetuado por la industria de las dietas). Ten en mente que algunos de los grandes atletas son vegetarianos: Chris Campbell, campeón olímpico de lucha; Keith Holmes, boxeador de peso mediano, campeón mundial; Bill Mannetti, campeón de pesas; Bill Pearl, cuatro veces Mr. Universo; Andres Cahling, campeón fisicoculturista y medallista olímpico (oro) en salto con esquís; Art Still, defensa de la NFL, Salón de la Fama y Jugador Más Valioso; Martina Navratilova, campeona de tenis; doctora Ruth

150 Cousens, 587.

Heidrich, seis veces Ironwoman, con el récord de su grupo de edad, campeona estadounidense de pista.[151]

Otro mito común desacreditado es la teoría de la "combinación alimenticia". La proteína de la carne animal está "completa"; es decir, contiene los nueve aminoácidos esenciales en cantidades similares a las que se encuentran en la piel humana. Las plantas también incluyen todos estos aminoácidos, pero en cantidades un tanto diferentes. Antes se creía que para crear proteínas completas a partir de comidas vegetarianas era necesario combinarlas de formas específicas. Por ejemplo, se decía que el arroz y los frijoles debían comerse juntos para maximizar su potencial proteínico. Sin embargo, ahora se sabe que comer una variedad de alimentos provenientes de plantas, proporciona la cantidad necesaria. Además, los microorganismos y las células recicladas de nuestro tracto intestinal completan la dosis de proteínas.[152] Lo que tenemos que hacer es adoptar una dieta sana y balanceada.

Una parte integral de una dieta balanceada y sana es la grasa. No encojas los hombros. La grasa no siempre significa engordar. Los ácidos grasos esenciales nos proporcionan energía y ofrecen protección contra enfermedades del corazón, infartos y presión arterial elevada. También combaten alergias, SPM, artritis y problemas de la piel.[153] Nuestro bri-

151 "Vegetarian and Vegan Famous Athletes", veggie.org
152 Weil, *Natural Health, Natural Medicine*, 30.
153 Young, 68.

llante organismo produce todos los ácidos grasos esenciales, excepto dos: linoléico y linolénico, también conocidos como omega-3 y omega-6.[154] Estas grasas *buenas* se encuentran en el aceite de oliva, de ajonjolí, de canola, en nueces crudas, semillas y aguacate. Así que deja de creerle a las estúpidas que boicotean a las semillas, los aceites y el aguacate sólo porque creen que engorda. Aunque son altos en grasa, no te hacen engordar (a menos que te atasques de ellos por completo). Las grasas no saturadas, como éstas, son buenas para tu cuerpo y cuando las consumes como parte de una dieta vegetariana bien balanceada, ¡no te hacen engordar! Son las grasas saturadas de carne, lácteos y aceites hidrogenados las que te dan kilos de más. Piensa en la fuente de los aceites o de las grasas y usa tu cabeza. ¿Crees que el aguacate, que es una fruta, te va a convertir en un hipopótamo? Sentido común, cabronas.

154 Whitney and Rolfes, *Understanding Nutrition*, 8va edición, 130-131.

8

CAGAR

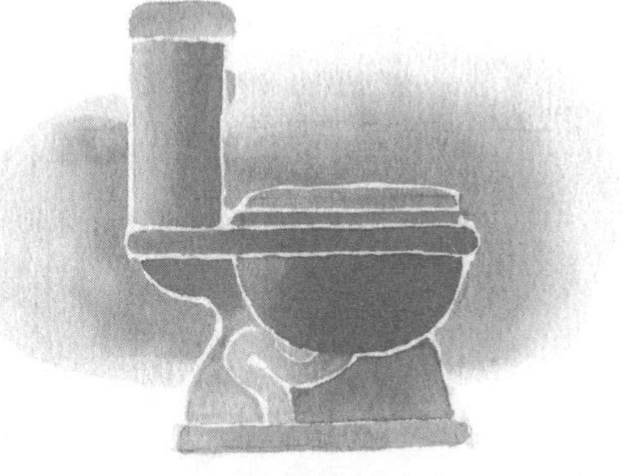

Echar el topo. Tirar la calabaza. Hacer un hijo de barro. Seamos sinceras: no hay placer más grande que cagar. Pero no sólo por diversión. Es una actividad básica para bajar de peso y estar sanos. Matemáticas básicas, chicas. ¿Cuánto estás poniéndote en la boca y cuándo está saliendo por tu trasero? Ahora que sabes cuáles son los alimentos correctos y cuáles evitar, debes ser un dínamo en el baño. Pero si sólo expulsas mierditas como de conejo, algo anda mal.

Ya dijimos que tomar mucha agua ayuda a eliminar desechos corporales. No podemos subrayar lo suficiente lo importante que es esto. Toma, toma, toma. Pero si quieres hacer popó tamaño T-Rex, es imperativo comer alimentos ricos en fibras como cereales, pan de grano, arroz integral, maíz, cebada, centeno, trigo sarraceno, mijo, avena, frutas, vegetales (especialmente los de raíz, como la zanahoria), frijoles y semillas. Evita los alimentos que tienen poca fibra como carne, huevos, queso, leche y comidas procesadas. Pueden taparte. (Por cierto, es un mito que el plátano funciona como tapón. Come.)

La fibra tampoco es cosa de niños. Te protege de la apendicitis, Cándida, enfermedades cardiacas, presión alta, colesterol alto, diabetes, cálculos biliares, colon irritable y colitis.[155] La comidas fibrosas también ayudan a regularizar los niveles de azúcar, calmar el antojo y hacernos sentir más satisfechos para no comer de más.[156] La fibra previene, incluso, el cáncer de colon, rectal, de próstata y de mama: si no vamos al baño a tiempo, la comida putrefacta se queda en nuestros cuerpos, incrementando la posibilidad de que se produzcan sustancias cancerígenas.[157] Así que come fibra y caga como campeona.

Otra manera de movilizar tu intestino es prestar especial atención al orden en que comes. Por ejemplo, las comidas que se digieren rápido y fácil deben comerse aparte y, de preferencia, temprano. Fruta de desayuno. Ensalada, u otras verduras, de comida. Estos alimentos pasan por tu cuerpo a la velocidad de la luz. La cena debe ser tu comida más "pesada". Sigue estas reglas simples y estarás expulsando joyas de diez centímetros más rápido de lo que imaginas. Si ya cagas con perfección, ignora este párrafo.

155 Kamen, *New Facts About Fiber*, 43-58.
156 Ibid., 14.
157 Ibid., 10.

Pero, si aún necesitas ayuda, aumenta tu consumo de frijoles. Cuidado: si no tienes cuidado, acabas manchando los calzones. Si no estás acostumbrada a los frijoles, empieza poco a poco y... asegúrate de estar cerca de un baño.

Si tus habilidades para ir al baño necesitan trabajo, no tomes laxantes. Sí, te hacen ir al baño, pero no resuelven el problema de fondo: por qué no vas al baño. La mayoría de los laxantes son irritantes gastrointestinales, hasta los naturales.[158] Deja de buscar una salida fácil, mejor sigue tomando agua, haciendo ejercicio y comiendo bien.

158 Holford, 109.

9

NO TENGAS FE: A LAS AGENCIAS FEDERALES LES VALE MADRE TU SALUD

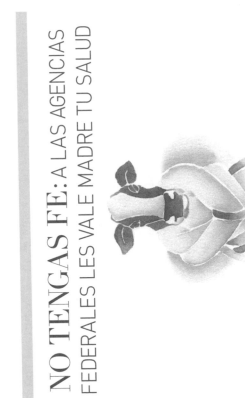

EL USDA NO ES LO QUE PIENSAS

El presidente Abraham Lincoln fundó el Departamento de Agricultura de Estados Unidos en 1862, cuando la mayoría de la gente era agricultora y necesitaba intercambiar información sobre semillas y cosechas. En otras palabras, el USDA se creó para ayudar a los agricultores.

De acuerdo con su página de Internet, ahora –entre otras cosas– el USDA es responsable de "la seguridad de los productos avícolas, de carne, y huevos".[159]

Mmm. Qué raro. Muchos de los altos ejecutivos de USDA fueron contratados, o están afiliados, a la industria de la carne

159 "About USDA", Departamento de Agricultura de Estados Unidos.

y los lácteos.[160] Y si los responsables de la seguridad son los mismos que manejan la industria, bueno... tenemos un conflicto de intereses. Grave. Un enorme, ridículo, catastrófico, indignante y atroz conflicto de intereses.

Un ex secretario del USDA fue forzado a renunciar por haber aceptado regalos corporativos ilegales de siete compañías diferentes. Fue acusado por 39 cargos diferentes como manipular a un testigo, aceptar gratificaciones ilegales, hacer declaraciones falsas y violar el Acto de Inspección de Carne de 1907. (Tyson Foods, una de las compañías que admitió pagarle favores corporativos al secretario, tuvo que pagar cuatro millones de dólares en multas y soportar cuatro años de prueba. Un golpe inofensivo si consideramos que el USDA pudo retirar a Tyson de la venta a las bases militares y las escuelas. Eso hubiera sido un castigo significativo, considerando que Tyson vendió, solo en 1996, más de diez millones de dólares en comida al Departamento de Defensa.[161] Pero los amigos no hacen esas cosas.)

El secretario de agricultura del gobierno del presidente George W. Bush, de enero de 2001 a enero de 2005, Ann Veneman, no solo tenía lazos con la compañía responsable de producir la controversial hormona bovina de crecimiento (HBC), también estuvo vinculada con una compañía empacadora de

160 Schlosser, "The Cow Jumped Over the USDA", *New York Times*, common-dreams.org
161 Simon, "The Politics of Meat and Dairy", earthsave.org

carne.[162] Pero aquí no acaba el problema. Le dio empleo a una directora de relaciones públicas de la Asociación de Ganaderos de Carne, a su jefa de personal, y negociadora estrella, a una ex presidenta del Consejo Nacional de Productores de Puerco, y a varios ejecutivos de la industria empacadora de productos de carne; sólo por nombrar algunos.[163]

LA SEGURIDAD AL ÚLTIMO

Con esto en mente, no nos sorprende que Veneman haya vetado un programa para examinar el ganado estadounidense por la enfermedad de las vacas locas. De hecho, de los 35 millones de cabezas de ganado asesinadas en 2003, el USDA sólo examinó 20 mil. (Japón pone a prueba *todo* el ganado que se mata para consumo humano.[164]) Claro que no es lo más conveniente para un ganadero examinar a todas sus cabeza ganaderas. Si se encontrara la enfermedad de las vacas locas, no podría vender la carne y perdería dinero. Dios nos libre de que el USDA ponga en peligro los ingresos de los ganaderos.

Así que para aparentar que está un poco preocupado por prevenir la enfermedad de las vacas locas, el USDA se refiere seguido a una política de la FDA que prohíbe al ganado vivo consumir productos ganaderos molidos. O sea, prohíben el canibalismo; eso no sorprende. Pero para qué se preocupan

162 Langeland, "Tainted Meat, Tainted Money; consumer groups decry coziness between government agri-business", *Colorado Springs Independent* en línea.
163 Schlosser, "The Cow Jumped Over the USDA".
164 Idem.

por prohibir el canibalismo si aún permiten que los becerros sean alimentados con *sangre ganadera*. Stanley Prusiner, Premio Nobel por su trabajo sobre la enfermedad de las vacas locas, se refiere a esta práctica como "una idea verdaderamente estúpida".[165] Piénsalo: una vaca muere de la enfermedad de las vacas locas pero nadie se entera porque no corresponde al 0.005714 por ciento examinado. Los ganaderos ahora tienen prohibido moler esa carne y alimentar al resto del ganado con ella, pero sí pueden dar su sangre a los becerros. ¿Qué tan pinche estúpido, asqueroso y peligroso es eso?

Al USDA también le gusta referirse a otro programa de "seguridad" llamado El Sistema Nacional de Identificación Animal (NAIS, por sus siglas en inglés). El NAIS es un sistema que permite identificar el origen del animal para que, si su carne se encuentra contaminada, pueda rastrearse hasta una granja específica. (Olvídate de los exámenes preventivos. Implementa un programa para después de que la gente se intoxique.) La participación en este programa es voluntaria.[166] ¡Guau!, el USDA tiene unas reglas exigentes cuando se trata de la seguridad de la carne que consumimos.

La página web del USDA que describe el NAIS tiene una sección de "confidencialidad". Lee: "El NAIS sólo contiene la información necesaria para que los oficiales de salud animal rastreen a los animales sospechosos e identifiquen otros ani-

165 Idem.

166 "National Animal Identification System: Goal and Vision", Departamento de Agricultura de Estados Unidos, servicios APIS de veterinaria.

males que puedan haber sido expuestos a la enfermedad... Para asegurar a los participantes que la información se utilizará sólo para fines de salud animal, la información debe ser confidencial. El USDA y el Estado trabajarán para proteger la confidencialidad de los datos."[167] ¿Qué carajos? ¿El USDA protegerá la confidencialidad de los datos de granjas que suministran carne contaminada? Mejor que se la mamen a los ganaderos.

Muchos consumidores entusiastas se enteran y saben que no pueden confiar en el USDA. De acuerdo con la Asociación de Consumidores Orgánicos: "Lester Friedlander, ex veterinario del USDA: desde 1991 los oficiales del USDA le indicaron que si alguna vez encontraba indicios de vacas locas, no debía decírselo a nadie. Él y otros científicos dicen que saben de casos en los que, en los laboratorios, las pruebas realizadas en las vacas resultaron positivas pero fueron negadas por el USDA".[168] ¡No confíes en nadie!

Hormonas ilegales, relacionadas con el crecimiento de células cancerígenas, son regularmente inyectadas en los terneros. El USDA no nada más ha sido acusado de ignorar estas prácticas, sino también de falsificar los resultados de laboratorio, alterar los registros y presionar al personal para mentir acerca de estos sucesos.[169] Ni siquiera las zorras envidiosas que comen ternera merecen eso.

167 Idem.
168 "USDA Cover Up of Mad Cow Cases", organicconsumers.org
169 "USDA won't stop use of illegal hormones in the veal industry: cancer reates skyrocket in humans", newstarget.com

PRIMERO LOS NEGOCIOS

Ninguno de nosotros se merecía ser engañado de esta forma tantos años por los absurdos Lineamientos Dietéticos del USDA, ni por la Pirámide Alimenticia. En 1998, el Comité de Médicos por la Medicina Responsable (PCRM, por sus siglas en inglés) presentó una demanda contra el USDA y el Departamento de Salud y Servicios Humanos. El PCRM argumentaba que las leyes federales eran violadas cuando seis de las once personas que el USDA seleccionaba para desempeñarse en el Comité Asesor de Lineamientos Dietético tenían vínculos financieros en varias industrias de alimentos. La afiliación de los miembros del Comité incluía al Instituto Americano de la Carne, el Consejo Nacional de Ganado y Carne, el Consejo Americano del Huevo, el Programa Nacional de Promoción e Investigación Láctea, el Consejo Nacional Lácteo, la compañía Dannon (yogur), Nutricionales Mead Johnson (fórmulas lácteas para niños), Nestlé (fórmulas lácteas, helados y leche condensada) y Slim Fast (productos lácteos dietéticos).[170] ¿Cómo se atreven?

(Como nota: el PCRM también reportó que los Lineamientos Dietéticos –que recomiendan productos lácteos– están sesgados racialmente, porque la mayoría de las personas que no son caucásicas son intolerantes a la lactosa.[171] De acuerdo

170 Nestlè, *Food Politics: How the Food Industry Influences Nutrition and Health*, 73.
171 Idem.

con Johnson & Johnson, la intolerancia a la lactosa afecta a "más de 50 por ciento de la población hispanoamericana, 75 por ciento de los nativos norteamericanos, 80 por ciento de los afroamericanos y 90 por ciento de los asiáticoamericanos".[172] ¿Por qué le importan tanto a Johnson & Johnson los millones de minorías que sufren de intolerancia a la lactosa? Porque pueden llegar a estos individuos con Lactaid, producto que ayuda a la digestión de los lácteos. Aunque seas intolerante a la lactosa y tu cuerpo rechace los lácteos, cómetelos de todas formas; sólo consume nuestra droga para que no te sientas tan mal después. Agh, nos enferma.)

¿Tienes diecinueve millones de dólares? La industria de la leche sí, por eso se echa al USDA al bolsillo.[173] El Consejo Procesador de Leche de California (CMPB, por sus siglas en inglés), se estableció en 1993 para incrementar las ventas de leches en California. Eran responsables de las campañas enfocadas a los niños: "¿Tienes leche?" y "Leche. Le hace bien al cuerpo." El CMPB fue fundado por todos los procesadores de leche de California pero lo administra el Departamento de Comida y Agricultura de California. El Consejo Nacional de Promoción de Leche y Fluidos Procesados (Consejo de Fluidos) concibió la campaña del "Bigote de leche" dirigida a adul-

172 "Common Diary Digestive Under-Recognized and Under-Diagnosed in Minorities", Johnson & Johnson.
173 Simon, "Dairy Industry Propaganda: Tale of Two Mega-Campaigns", originalmente publicado en vegan.com

tos jóvenes. El Servicio de Administración de Agricultura del USDA controla al Consejo de Fluidos.[174] En esencia, esto quiere decir que el Departamento de Agricultura de California y el USDA manejan las campañas de publicidad de la industria lechera. Bajo la apariencia de cuidar la salud, lograron engañar al presidente Bill Clinton (cuando aún estaba en labores presidenciales) para que posara en sus anuncios. También tuvieron la audacia de presentar a la secretaria de Salud y Servicios Humanos, Donna Shalala, luciendo ese estúpido bigote de leche.[175] ¡La secretaria de Salud y Servicios Humanos usando su posición y cargo para promover un producto comercial! ¿Hubiera aparecido en anuncios de Pepsi o de Nike? Dilo sin miedo: conflicto de intereses. Hasta el cirujano general de los Estados Unidos se vio involucrado. En el primer reporte sobre el "estado de los huesos de la nación", el cirujano general advirtió de una "crisis de osteoporosis" inminente, que llegaría en el 2020. Para prevenir este desastre potencial, el reporte recomendaba tres vasos de leche al día. ¿Adivina quién aprobó el reporte? El Departamento de Salud y Servicios Humanos.[176] No confíes en nadie.

Los horrores cometidos por el USDA podrían llenar un libro entero. Pero no debería sorprendernos. Aunque no lo enlista como parte de su misión, el USDA admite que está "comprometido con la ayuda a los granjeros y agricultores

174 "Surgeon General Asks: Got Bones?" gotmilk.com
175 Simon, "Dairy Industry Propaganda".
176 "Surgeon General Asks: Got Bones?".

americanos."[177] El mismo USDA responsable por "la seguridad" de carne, pollo, lácteos y huevos, también promueve su venta. De hecho, llegan tan lejos que compran los productos, ¡con *nuestros* impuestos! El USDA gasta 30 millones de dólares al año en la compra total de carne. Otros 30 millones de *nuestro* dinero se destina para la compra de puerco.[178] ¡Guau! Debe ser genial para estas industrias tener al USDA para salvarlas del excedente de productos. ¿ Exactamente qué hacen con esta comida que *nosotros* pagamos?

TODO EN UN DÍA

¿Alguna vez has escuchado del Programa Nacional para las Comidas Escolares (NSLP, por sus siglas en inglés)? Es una estrategia nacional de cuatro mil millones de dólares que permite al USDA comprar toda la carne, leche y queso con el dinero de los impuestos y después alimentar con esa porquería a 26 millones de estudiantes.[179] ¿Alguna vez te has preguntado por qué las comidas escolares *tienen* que incluir leche? El NSLP se beneficia directamente de las industrias de la carne, los lácteos y el pollo a costa de los niños.

En 1999, una planta de carne molida en Texas no pasó una serie de exámenes del USDA para detectar salmonella. Los estudios mostraban que 47 por ciento de la carne molida

177 "About USDA".
178 Simon, "The Politics of Meat and Dairy".
179 Simon, "Misery on the Menu: the national school lunch program", originalmente publicado en *The Animal's Agenda*, informedeating.org

de la compañía tenía salmonella –una porción cinco veces más alta que la permitida por el USDA. A pesar de esto, y de que los altos niveles de salmonella en la carne indicaban contaminación fecal, el USDA continuó comprando miles de toneladas de carne para distribuir en las escuelas. De hecho, esta compañía era uno de los proveedores más importantes de carne para las comidas escolares: proporcionaba casi 45 por ciento de la carne del NSLP.[180]

Dejando de lado la contaminación, de acuerdo con Michele Simon, del Centro para las Decisiones Alimentarias Informadas: "Una evaluación de los programas alimentarios de materias primas estima que 70 por ciento de los productos ofrecidos exceden los lineamientos dietéticos de grasa."[181] Por décadas, los grupos de defensa al consumidor se han horrorizado con este arreglo enfermizo y orientado a las ganancias. Con el apoyo de innumerables padres de familia, doctores y nutriólogos, han batallado para que la leche de soya y otros productos más sanos sean aprobados por el USDA para las comidas escolares. Pero el USDA (también conocido como: las industrias de la carne, el puerco, el pollo y los lácteos) no quiere participar en esto, obviamente.

El USDA tiene quince programas de asistencia alimentaria, incluyendo algunos para personas de la tercera edad, indigentes, militares y personas de escasos recursos. Se es-

180 Schlosser, *Fast Food Nation*, 219-220.
181 Simon, "Misery on the Menu".

tima que uno de cada cinco norteamericanos forma parte de este programa de 41.6 mil millones de dólares.[182] Parece que el USDA ayuda a la alimentación de muchas personas, ¿no? Sí. Los ayuda a alimentarse de productos dañinos, que engordan, tapan las arterias, detienen el corazón, producen acidez y están contaminados. Todo con nuestro dinero. ¡Qué generosidad!

¿ORGÁNICO O NO?

No le basta controlar todos los productos ganaderos y lácteos, el USDA también se mete con los productos orgánicos. En abril de 2004, el USDA hizo cambios radicales a los estándares de Programa Nacional Orgánico (NOP, por sus siglas en inglés).[183] Las nuevas reglas enfurecieron a los agricultores y consumidores orgánicos porque se permitió que el ganado fuera alimentado con harina de pescado no orgánica, aunque tuviera toxinas contaminadas y preservativos sintéticos; las vacas y los becerros alimentados con hormonas de crecimiento, antibióticos y otras drogas podían producir leche "orgánica", siempre y cuando pasara un año desde el suministro de esos compuestos; los pesticidas podían utilizarse aun si contenían ingredientes desconocidos, siempre y cuando se realizara un "esfuerzo razonable" para identificarlos; los mariscos, la comida para mascotas, los fertilizantes y los productos para el cuidado de

182 "Food and Nutrition Assistance Programs", USDA.gov
183 Simon, "The Politics of Meat and Diary".

la piel podían etiquetarse como orgánicos sin ser monitoreados por el USDA.[184] La gente no sólo estaba lívida con los cambios, también con el proceso de la toma de decisiones. Por ley se requiere que este tipo de cambios regulatorios se sometan a un periodo de comentarios públicos antes de ser promulgados. No hubo tal periodo, únicamente el anuncio de que los cambios se llevarían a cabo.[185]

De acuerdo con Ronnie Cummins, el director nacional de la Asociación de Consumidores Orgánicos (OCA, por sus siglas en inglés): "Más que cumplir con las regulaciones que mantienen la integridad de la comida orgánica, los establecimientos ganaderos de producción intensiva –que quieren un pedazo de los 11 mil millones de dólares que genera la industria orgánica al año– están manipulando al USDA y al Congreso para que cambien las reglas y se acomoden a su estilo tóxico-industrial de ganadería. Permitir que alimentos no orgánicos y manipulados genéticamente se incluyan bajo la definición de "orgánico" es un contratiempo en la integridad del sector de mayor crecimiento de la industria alimentaria en Estados Unidos.[186] Gracias a llamadas, cartas, correos electrónicos y faxes de miles de consumidores enfurecidos, el USDA revirtió todos estos cambios en mayo de 2004.[187]

184 Ness, "Organic Food: Outcry Over Rule Changes that Allow More Pesticides, Hormones", *The San Francisco Chronicle*, commondreams.org

185 "Organic Industry and Consumers Celebrate USDA Reversal on Non-Food National Organic Standars", Fundación Weston A. Price, westonaprice.org

186 Harris, "Organic Consumers Association (OCA), the Nation's Largest Organic Consumer Group Denounces Degradation of Organic Food Standards by Congress", about.com

187 "Organic Industry and Consumers Celebrate USDA Reversal on Non-Food National Organic Standards".

Incluso así, mucha gente sigue desconfiando del USDA. El grupo sin fines de lucro Centro para la Seguridad Alimentaria (CFS, por sus siglas en inglés), asegura que el USDA permite certificados "pirata" bajo el cobijo del Programa Orgánico Nacional. Sus sospechas fueron alimentadas por el alto volumen de certificaciones que se otorgaron en un corto periodo de tiempo. Estas preocupaciones aumentaron cuando el USDA se rehusó a brindarle al CFS los documentos solicitados, aunque estaba obligado a hacerlo bajo el Acto de Libertad de Información.[188]

Otros grupos ambientalistas, además del OCA, se unieron a la demanda en contra del USDA. Entre sus quejas estaba el hecho de que el NOP, del USDA, creó una categoría adicional de productos certificados que directamente se oponen a la legislación del Congreso. Argumentan: "Cuando el Congreso se ha expresado claramente acerca de un tema, el USDA no tiene el criterio para reescribir los estatutos haciendo excepciones que diluyan los estándares del Acto."[189] ¿Puedes creer a estos imbéciles? Ir en contra de las reglas creadas por los oficiales que eligieron los estadounidenses e inventar las propias. Es una rebelión. No confíes en nadie.

Cuando compres comida orgánica, busca cualquier otra certificación que no sea la del USDA. Algunas veces, los productos son certificados por el USDA y otra institución. Así que no lo aceptes sólo porque tiene la certificación del USDA.

188 Krebs, "USDA Accused of Allowing 'Sham' Certifiers to Participate in National Organic Program", *The Agribusiness Examiner.*

189 "OCA and Environmental Groups Sue USDA to Enforce Strict Standards: environmental groups back Harvey Lawsuit", *Organic Business News*, organicconsumers.org

Seguramente has visto la marca "orgánica" de lácteos Horizon. Es el proveedor más grande de alimentos orgánicos de Estados Unidos. Bueno, sucede que Horizon ha sido acusado de violar los estándares orgánicos. El Instituto Cornucopia, organismo de control que apoya la agricultura orgánica, demandó dos veces al USDA. Alegan que dos de las granjas más importantes que proveen de leche a Horizon tienen las vacas confinadas a un ambiente industrial y les niegan el acceso a pastar; pero siguen llamando a sus productos, orgánicos.[190]

¿Por qué se permite esto? ¿Nuestros oficiales electos desconocen qué sucede? ¿Por qué no intentan detenerlo? Algunos lo hacen. Pero muchos políticos están metidos en la cama con las industrias del diablo. Tan solo McDonald's ha hecho casi dos millones de dólares en contribuciones a campañas políticas; la Asociación Nacional de Ganaderos, 1.5 millones; la Asociación Nacional de Restaurantes, 3.1 millones.[191] Parecemos disco rayado pero: no confíes en nadie.

¿TODOS EN EL USDA ESTÁN EN DROGAS?

Esta inmoralidad guiada por la avaricia no sólo aplica para el Congreso y el USDA. La FDA también es patética. En 1990, Monsanto buscó la aprobación de la FDA para Posilac, especie de hormona de crecimiento bovina (utilizada para aumentar la

190 "Nations Largest Organic Dairy Brand, Horizon, Accused of Violating Organic Standards", The Cornucopia Institute.
191 Simon, "The Politics of Meat and Dairy".

producción de leche en las vacas). Aunque estudios demostraron que se relacionaba con cáncer de próstata y de tiroides, la FDA aprobó la comercialización del Posilac. Por supuesto, estos resultados incriminatorios no se hicieron públicos hasta 1998, cuando un grupo de científicos condujo un análisis independiente del estudio. Encontraron que la FDA nunca revisó los resultados que arrojó el producto de Monsanto. Recientemente la hormona de crecimiento bovina se ha relacionado con niveles elevados de Factor de Crecimiento Insulínico-1, promotor del cáncer. Pero estos descubrimientos tampoco le importan a la FDA. Ni el hecho de que la Organización Mundial de Comercio y el Consejo de Estándares Alimenticios de Naciones Unidas se rehúsen a respaldar la seguridad de las hormonas. Definitivamente no les importa que la leche con hormona de crecimiento bovina esté prohibida en la Unión Europea, Canadá, Japón y cualquier otro país industrializado del mundo.[192] Pinches imbéciles.

¿Por qué la FDA permite el uso de hormonas causantes de cáncer en nuestro suministro de leche? Una teoría resalta el hecho de que el subdirector de la FDA, durante la aprobación del Posilac, era un ex abogado de Monsanto. Mientras ejercía su cargo en la FDA, este mismo subdirector suscribió la política exentando que la hormona de crecimiento bovino se etiquetara especialmente. Aun así, también se apunta al ex científico en jefe de Monsanto, quien fue contratado por la FDA para revisar su propio *estudio*, conducido cuando trabajaba en

192 Green, "Not Milk: the USDA, Monsanto and the US dairy industry", *LiP Magazine*.

Monsanto. Esta belleza también permitió un incremento de 100 veces la cantidad de residuos antibióticos en la leche.[193]

No temas. La mala conducta de la FDA no es exclusiva de la industria de los lácteos. También tiene una historia peculiar con el glutamato monosódico (GMS). Un ex comisionado de la FDA testificó ante el Comité Selecto para la Nutrición, del Senado, que el GMS era sano y citó cuatro fuentes. Después se descubrió que dos de los estudios no existían, ¡y los otros dos estaban incompletos![194]

Secretos y mentiras. Es demasiado. Así que vamos a jugar: "Yo no digo nada." ¿Alguna vez has visto las palabras "sabores naturales" en la lista de ingredientes de algún alimento? Pues es porque la FDA permite que las compañías sean vagas y no requiere que nos digan exactamente qué estamos consumiendo. La FDA tiene una lista de aproximadamente 300 alimentos que tienen un "estándar de identidad"; es decir, compañías que no están obligadas a especificar sus ingredientes. Por ejemplo, los productores de helados pueden usar cualquiera de los 25 aditivos especificados sin enlistarlos en sus ingredientes.[195] ¿Quién quiere alimentar su cuerpo con algo que ni siquiera sabes qué es? Por ahora, después de nueve capítulos, ¡más te vale que *tú* no!

193 Idem.
194 "The FDA and the Glutamate Industry", truthinlabeling.org
195 "Food Additives", new-fitness.com

TÚ ERES TU ÚNICA OPORTUNIDAD

Si quieres enflacar, confía en ti misma. Si al final del libro te adaptas a una práctica, que sea esta: *lee los ingredientes*. Olvídate de contar carbohidratos, sumar calorías y multiplicar gramos de grasa. Sólo lee los ingredientes. No importa la cantidad de carbohidratos, calorías o grasa que un alimento tenga. *Simplemente no importa*. No necesitas la dosis diaria recomendada de nutrientes del gobierno para saber cuánto y qué comer. Pero lee los ingredientes. Si son sanos, saludables y puros, adelante. Si hay azúcar refinada, harina blanca, aceites hidrogenados, productos animales, cualquier cosa artificial o alguna palabra que no conoces, no lo comas. No podemos hacerlo más simple. Sólo lee los ingredientes e ignora por completo todas las estupideces que el gobierno requiere en las listas de ingredientes de la comida. A la mierda con ellos. No confíes en nadie. Enflaca.

Y no importa qué pase, no caigas presa de la publicidad ingeniosa usada en los empaques. Las compañías que llama a sus productos "saludables" o "nutritivos" pueden ser las mismas que añaden aceites hidrogenados o conservadores sintéticos. Sólo lee los ingredientes de todo lo que compres. No es gran cosa, asumiendo que sabes leer.

Hay tanta burocracia y secrecía alrededor de las agencias gubernamentales relacionadas con la salud, que es mejor que te las arregles tú misma. Después de todo, ¿por qué habríamos de tomar consejos nutricionales de organizaciones que permiten colorantes artificiales, aceites hidrogenados, conservadores químicos y sabores artificiales en nuestra comida?

LA EPA NOS ENFERMA

El maíz StarLink, un organismo genéticamente modificado, contiene una proteína insecticida, declarada peligrosa para el ser humano. Pero la Agencia de Protección Ambiental (EPA, por sus siglas en inglés), permite el uso de StarLink como alimento para ganado.[196] ¿Dejar que los humanos coman la carne de los animales que comieron el maíz? ¿Eso es sano? ¡Puf!

Claramente, nada es sagrado para el grupo que permite *propergol* en nuestro suministro de leche. Sí, leíste bien. Propergol, combustible para cohetes. En la leche. Gracias al Pentágono, el perclorato de amonio, componente explosivo del combustible para cohetes, ha estado merodeando nuestro ambiente por décadas. Se cuela en el agua usada para las cosechas que alimentan al ganado. Las vacas comen estas cosechas contaminadas y, como resultado, la leche que producen se contamina. Si estás tomando leche o comiendo lácteos hechos con esta leche, estás ingiriendo perclorato. Y la EPA hasta hace concesiones para una "dosis diaria segura".[197] Lo sentimos,

196 "Banned as Human Food, StarLink Corn Found in Food Aid", *Environmental News Service.*
197 Greger, "Rocket Fuel in Milk", DrGreger.org

pero de donde nosotras venimos –el planeta Tierra– no hay una cantidad aceptable de ingesta de componentes explosivos. Aun si crees que alguna cantidad es segura, estudios revelan que los niveles de perclorato en la leche están muy por encima del índice de la EPA. Estudios realizados por el Grupo de Trabajo Ambientalista (EWG, por sus siglas en inglés), organización imparcial y sin fines de lucro, demostraron que *todas* las muestras de leche evaluadas en Texas estaban contaminadas. El Departamento de Alimentos y Agricultura de California encontró que la leche vendida en los supermercados tenía cinco veces más la dosis "segura" de perclorato establecida por la EPA. Pero, claro, estos resultados no fueron publicados. De hecho, salieron a la luz gracias al EWG. Aunque tanto la industria láctea como las agencias del gobierno reconocen que podrían existir riesgos a la salud asociados con el perclorato, mantienen que debemos tomar leche por "el calcio, la proteína y los minerales".[198] Te invitamos a que uses la cabeza.

Sin importar tu afiliación política, por favor debes saber esto: la administración de George W. Bush continuamente solicitó exenciones para las compañías militares y químicas, permitiéndoles seguir contaminando y evadiendo la responsabilidad de limpiar su desastre. De hecho, durante la administración de Bush, la EPA fue ampliamente criticada por los casos de contaminación ambiental que afectaron el suministro de agua y alimentos. Como el patético programa voluntario del

198 Idem.

USDA, la EPA tiene su propia versión para permitir que los negocios pisoteen la salud pública y la seguridad.

La EPA colaboró muy de cerca con la Asociación Avícola de Estados Unidos y el Consejo Nacional de Productores de Puerco (NPPC, por sus siglas en inglés), para desarrollar un programa *voluntario* de monitoreo del aire. Ignora el hecho de que la EPA culpa a los establecimientos ganaderos de producción intensiva por 73 por ciento de todo el amoniaco (gases de todos los desechos del ganado) liberado en el aire. Olvídate del hecho de que la EPA señala a los establecimientos ganaderos de producción intensiva como el contribuyente más importante a la contaminación del agua. Los establecimientos ganaderos de producción intensiva no deben que someterse a los programas de monitoreo de la EPA.[199] Si les late, pueden ofrecerse como voluntarios. ¡Qué civilizados!

Indignados con la falta de autoridad de la EPA, sus opositores apuntan que los establecimientos ganaderos de producción intensiva aportaron 3.46 millones de dólares a las campañas políticas, principalmente a favor de candidatos republicanos. El NPPC incluso ofreció al presidente Bush un premio como "Amigo del Productor de Puerco" en 2004, agradeciéndole su ayuda para "formar políticas ambientales que impactan la agricultura".[200] ¡Eh!, gracias por eso.

199 Cook.
200 Ibid.

NO CONFÍES EN NADIE

Lo puedes amar u odiar pero la administración del presidente Clinton intentó "implementar un sistema de inspección de alimentos riguroso y basado en la ciencia", de acuerdo con Eric Schlosser, autor del bestseller *Fast Food Nation*. Es triste decir que estos intentos fueron aplastados cuando el partido republicano tomó el control del Congreso en 1994. Schlosser reveló: "Los aliados de la industria del empaque de productos cárnicos en el Congreso trabajaron duro para impedir la modernización del sistema nacional de inspección de la carne. Mucho esfuerzo se puso en negar al gobierno federal toda autoridad para retirar la carne contaminada o imponer multas civiles a las firmas que con conocimiento, distribuyen productos contaminados... La administración de Clinton apoyó la legislación para dotar al USDA con la autoridad de exigir retiros de carne e imponer multas a los productores. [Pero] los republicanos en el Congreso no promulgaron esa ley, ni las similares [por cuatro años consecutivos]... Bajo la ley actual, el USDA no puede exigir un retiro [de carne contaminada]." ¿Puedes creer esto, carajo? Si una compañía decide voluntariamente retirar la carne contaminada, "no está bajo la obligación legal de informar al público –o a los oficiales de salud– que se está llevando a cabo".[201]

201 Schlosser, *Fast Food Nation*, 210-214.

No queremos decir que todos los que trabajan para el gobierno son el diablo. Seguramente hay gente muy decente, amable, moral, inteligente y bien intencionada trabajando en la FDA, la EPA, el USDA y la administración de Bush. Una ex abogada que se convirtió en ambientalista declaró que la EPA "no ha iniciado ni una investigación en cuatro años. No están haciendo nada".[202] ¿Ven? Es una "buena chica". Delató a la EPA. Desafortunadamente, muchos de los "buenos chicos" parecen perdidos en el torbellino de la política y la avaricia de estos grupos.

Así que hazte un favor y no confíes en nadie. Lee los ingredientes. Ignora lo demás. Y si estás completamente encabronada por todo lo que acabas de leer, haz algo. Contacta a tus representantes, senadores, al presidente y exige que se reformen estas agencias y leyes fraudulentas y deshonestas. Puedes comenzar mandando correos a las agencias gubernamentales. Mientras haces eso, escríbele al editor de tu revista o periódico favorito y pídele que se unan a tu causa.

202 Cook.

10

NO SEAS COBARDE

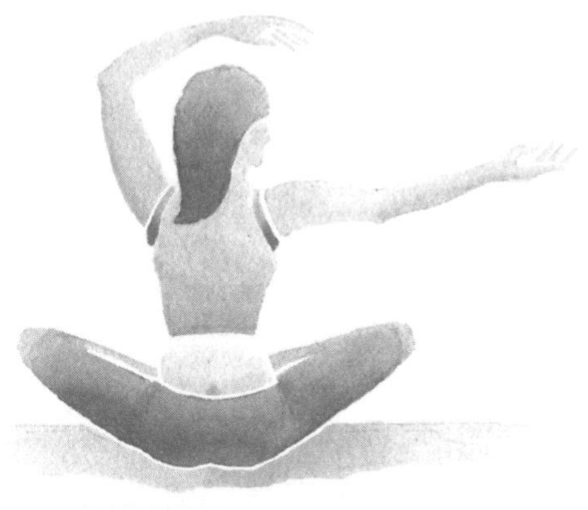

¿Qué harías si alguien te dijera que puedes cambiar tu vida y tener el cuerpo que quieres para el resto de tus días? ¿Y si todo lo que tuvieras que hacer fuera seguir una fórmula simple y quizá pasarla mal uno o dos meses? ¿Qué tal si pudieras reprogramar tu cerebro para disfrutar de la comida sana? Bueno, ¿adivina qué? Sí puedes cambiar tu vida. Sí puedes tener el cuerpo que siempre has soñado. Sí puedes disfrutar de la comida sana. Todo lo que tienes que hacer es seguir una simple fórmula y estar dispuesta a retrasar el placer unos cuantos meses. Pocos meses. Eso es todo. Después puedes disfrutar de un nuevo cuerpo para el *resto de tu vida*. No seas cobarde. Tienes toda la información nutricional necesaria para convertirte en una *Skinny bitch* o pinche flaca. Lo demás depende de ti. Aunque esto es un estilo de vida y no una dieta, se sentirá como una dieta los primeros treinta días, más o menos. Durante este tiempo, estarás entrenando a tu cerebro, sanando tus papilas gustativas, limpiando y desintoxicando tu cuerpo. Seguro va a apestar un poco. A veces te sentirás despojada, enojada, abrumada y frustrada. Pero estos pocos momentos habrán valido la pena una vez que estés flaca. A decir verdad, si sigues nuestros lineamientos, no será tan malo.

Antes de empezar a hacer cambios, fíjate cómo te sientes y el papel que tu dieta desempeña en ello. ¿Te levantas cansada? ¿Tomar café es la única forma de iniciar el día? ¿Tienes pésimo humor en las tardes? ¿Necesitas botanas para calmar tu humor? ¿Tienes poca energía (o nada)? ¿Necesitas refresco o azúcar para animarte? ¿Te cuesta trabajo quedarte dormida? ¿Tomarte una copa de vino es la única forma de sentirte adormilada y relajada? Cuando comes algo no sano, ¿cómo te sientes mientras lo ingieres?, ¿qué tal después?, ¿una hora más tarde?, ¿cómo afecta tu capacidad de sueño esa noche?, ¿cómo te sientes al día siguiente? Pon atención a los efectos negativos que tu dieta actual tiene en tu estilo de vida y en tu cuerpo, humor y nivel de energía. Siéntete con libertad de empezar un diario, escribir lo que comes y bebes durante el día y cómo te sientes. Así, cuando empieces a hacer cambios positivos en tu dieta, apreciarás *todos* los resultados, no sólo la pérdida de peso.

Reconoce que debes pelear por cualquier cosa que valga la pena. Buena salud, vitalidad, más energía, más confianza, mejor sexo, abdominales de lujo, un trasero apretado; son cosas que quieres o no. Puedes seguir andando por la vida lentamente, sintiendo que no estás a la altura de tu potencial o puedes dedicarte a crear la vida que deseas. A la mierda las excusas de no tener tiempo ni dinero. Pasas cuarenta horas a la semana trabajando, o más si eres una mamá de tiempo completo. Ciertamente tu salud, tu cuerpo y *tú* son más importantes que cualquier otra cosa en tu vida. No vales nada ante tus colegas, tus amigos y tu familia si no te valoras lo suficiente para cuidarte de manera excelente. Sí, tienes que ponerte a ti antes que a tus amigos, papás, novio, esposo e incluso de tus hijos. No te hace mala hija, mala esposa o mala madre; te hace una mujer menos resentida, más segura, interesante, hermosa, paciente, tolerante y divertida. La luz que emitas dará permiso a todos a tu alrededor para inspirarse y brillar más. Ámate lo suficiente para hacer lo que sea necesario y ser la mejor versión de ti misma.

Una parte importante de cualquier programa de recuperación de las adicciones –y comer mal es una adicción– es tomarlo un día a la vez. No te tortures con sentimientos como: "Jamás volveré a comer carne" o "¿Cómo voy a vivir sin café?" Tómalo una comida a la vez. No pienses de manera adelantada con angustia. Una comida a la vez. Y cuando sientas que toda la esperanza se ha perdido, recuerda que estás a cargo de lo que entra en tu cuerpo, no le debes una explicación a nadie y tienes permiso de comer lo que quieras. A menudo saber que podemos comer lo que queramos es suficiente para evitar que comer lo que queremos. Somos tan rebeldes.

Si te sientes muy motivada y emocionada y estás lista para entrar de lleno en el estilo de vida de *Skinny bitch* o pinche flaca, entonces, ¡vas con todo! Si no, siéntete libre de ponerte objetivos pequeños y conquístalos uno por uno. Esto quiere decir, pasa la primera semana de tu nueva vida deshaciéndote de un vicio asqueroso. Pueden ser cigarrillos, café, alcohol, azúcar, comida chatarra, carne, leche... sólo elimina algo negativo de tu vida de inmediato. Escoge algo que te gusta y disfrutas pero sabes que puedes dejar ir exitosamente. (Pero empieza ahorita. No dejes que estos pensamientos intensos se esfumen, úsalos.) En la semana dedícate a eliminar este vicio de tu dieta, cuerpo, cocina y mente. Piensa en todo lo que has aprendido de ese producto, lo asqueroso que es. Visualiza el efecto dañino que tiene en tus órganos, tu humor, salud y apariencia. Imagina exactamente qué es lo que estarías comiendo. Ten presente lo mal que te sentirías, física y mentalmente, si lo comes. Entiende que tienes libre albedrío y si *quisieras* comerlo, lo harías. Pero debes saber con cada fibra y célula de tu cuerpo que *hoy* deseas darle a tu cuerpo sólo alimentos puros y sanos. Aún más importante, admite que ningún vicio te hará sentir feliz, completa o satisfecha. De hecho, te hacen *infeliz* porque contribuyen a problemas de peso y salud, a cambios de humor y a baja autoestima.

Cuando hayas dominado la primera semana, siéntete bien y orgullosa de lo que has logrado. Después, inmediatamente, conforme continúas alejándote de ese vicio de la semana uno, empieza la segunda quitando otra cosa de tu dieta. Cada semana, hasta que hayas limpiado por completo tu vida de veneno y toxinas, elimina una cosa. Aplica el mismo pensamiento, dedicación, técnica y emoción que usaste en la primera semana. Decreta purificar tu cuerpo, tus pensamientos y la cocina de estos productos basura; date cuenta de que has hecho tu vida mejor al no dejar que este vicio te siga infectando; que te de asco pensar qué es exactamente y qué efectos tiene en tu cuerpo; finalmente, recuerda que si *eliges* comerlo, beberlo o fumarlo no te hará sentir feliz ni pleno.

Nunca pienses, ni digas, que estás "abandonando" tus alimentos favoritos. Esas palabras tienen una connotación negativa, como si estuvieras sacrificando algo. No estás *abandonando* nada. Simplemente te estás empoderando, estás haciendo elecciones educadas, controladas, de lo que le darás a tu cuerpo, a tu templo. Agradece que ahora sabes la verdad acerca de la comida con la que envenenabas tu cuerpo. Que todo lo que pienses y digas respecto a este cambio en tu estilo de vida sea positivo. La gente que tiene actitudes positivas es mucho más exitosa. Emociónate de sentirte limpia, pura, sana, enérgica, feliz y flaca. Disfruta cada segundo de esta metamorfosis, sabiendo que el camino es tan importante como el resultado final.

Confucio nunca dijo: "Una mujer es como un tornado de hormigas rojas y bestias salvajes", pero debió haberlo dicho. Porque es verdad. Una mujer hambrienta es una mujer loca, que destruirá lo que se ponga en su camino para deshacerse del hambre. Así que siempre debes estar preparada y tener comida sana a la mano; si no, en serio, vas a tirar la toalla casi inmediatamente. En todo momento tu cocina debe estar repleta de comida correcta. Prepara tu lunch y un refrigerio para el trabajo o la escuela. Ten reservas de emergencia en tu coche, escritorio, bolsa. Desafortunadamente, dependiendo dónde vivas, los restaurantes pueden no ser un lugar seguro, por lo menos el primer mes; si el menú no tiene opciones veganas o vegetarianas, es fácil dejarse hipnotizar por los seductores olores de la cocina. Esto *no* quiere decir que por el resto de tus días no podrás salir a un restaurante. Sólo por 30 días. (A menos que haya buenos lugares vegetarianos cerca de tu casa.) No puedes esperar cambiar tu vida sin hacer ajustes menores. Tu única prioridad por un mes es mantener el régimen que estás creando. Sin desviarte. Cuando hayas logrado 30 días de alimentación pura, tendrás la suficiente confianza para saber que puedes completar la tarea. "Acabo de sobrevivir un mes. Estoy tan orgullosa de mí misma. Esto es lo más sana que he estado en mi vida. Si *quisiera* retomaría mi vicio pero, ¿por qué lo haría? Acabo de cumplir 30 días consecutivos. Voy a seguir." Si te pones a prueba antes de los 30 días, te predispones al fracaso. Sé paciente y fuerte.

Cuando cumplas la meta, no corras a atascarte de chatarra. De hecho, continúa haciendo lo mismo. Mira y siente todos los cambios positivos en tu cuerpo, nivel de energía y autoestima. El alcohol, los cigarros, el café y la comida son adictivos, física y emocionalmente. Es posible que, incluso después de un mes, si te das chance de retomar un vicio, caerás en el por completo. En Alcohólicos Anónimos es bien sabido que "estás a un trago de tu próxima borrachera". Esto significa que creemos que controlamos nuestras adicciones. "Sólo un trago. Sólo un pedazo de pizza esta vez. Sólo me voy a comer la mitad de ese pedazo de pastel." La verdad de las cosas es que no tenemos poder frente a nuestras adicciones. No queremos que pienses que nunca podrás volver a comer tus alimentos favoritos. Pero queremos dejar claro que es muy fácil arrasar todo tu progreso con una mordida, un trago o una fumada.

De todas formas, después de un mes de vida pura, si comes lo que has estado fantaseando, probablemente no lo disfrutes. En serio. Tu cerebro te ha engañado a ti y a tus papilas gustativas todo el tiempo. Ahora que han sanado, se han sensibilizado y tu cerebro sabe la verdad, los alimentos viejos, químicos, azucarados, artificiales, muertos y podridos no saben bien.

Si decides recaer en un vicio después de 30 días, no puede ser por debilidad o falta de preparación. Jamás debes decir: "A la chingada." Debe ser algo planeado, una decisión premeditada. La porción debe decidirse de antemano, debe ser menor a la que normalmente te comerías y debes servirla en un plato. (Debes tirar el paquete antes de empezar a comer.) Siéntate a la mesa. Come muy despacio. Intenta no terminarte la porción completa. No te sirvas otra vez. Toma nota de cómo te sientes mientras comes. Inmediatamente después, una hora más tarde, en la noche acostada en tu cama, al día siguiente. Lo más seguro es que, dado que tu cuerpo ahora es puro, ese alimento (o vicio) te hará sentir un poco nauseabundo o, por lo menos, con dolor de cabeza. Seguramente no sabrá tan rico como te imaginaste. No deseches estos pensamientos negativos. Son tus nuevos, sanos, limpios y puros órganos hablándote.

Suficiente con tanto melodrama. No estarás hambrienta y de mal humor toda la eternidad. Sabemos que quien se pone a dieta se desarma cuando sus comidas favoritas son prohibidas. Así que creamos un plan de *Skinny bitch* o pinche flaca que permite comer galletas, pasteles, chocolate, hamburguesas, helado, etcétera. Pero no son las mismas cosas a que estás acostumbrada. No dejas nada; estás cambiando tu asquerosa comida anterior. La comida nueva es igual de buena así que no te engañes con la vieja rutina de "tenía un antojo". Nadie te va a creer.

La única cosa más insoportable que la pregunta: "¿De dónde obtienes proteína?", es el comentario: "Mi cuerpo necesita comer carne, seguramente necesito hierro." La mayoría de los antojos no tienen nada que ver con lo que tu cuerpo necesita. Los fumadores necesitan cigarros, los alcohólicos, alcohol, los adictos, drogas y quienes comen porquerías, porquerías. Si comes pura basura unos días y empiezas a necesitar ensalada o fruta, puedes confiar en *ese* antojo. De otra manera, sólo es tu adicción hablando. Reviéntale la cara y tranquilízate. Pero intenta entender tu adicción.

Para que podamos sobrevivir, nuestros cerebros vienen equipados con dopamina, un químico que produce placer. La dopamina se libera durante el sexo (incluso con un coqueteo), para que procreemos y sobreviva la especie humana. La comida también estimula la dopamina, para recordarnos que debemos comer y alimentar nuestros cuerpos. Básicamente, cualquier cosa que el cerebro percibe como disfrutable causa que la dopamina se adhiera a las células del cerebro y construya un recuerdo permanente de dónde viene el placer. Aunque esto evolucionó por la necesidad de sobrevivir, algunas veces puede ser dañino. Heroína, cocaína, alcohol y nicotina... todas disparan el sistema de circuitos de placer en el cerebro. Y, no es ninguna sorpresa, chocolate, azúcar y queso hacen lo mismo. ¿Ves? Podemos ser *fisiológicamente* adictos a la comida. Cualquier alimento puede detonar el centro de placer del cerebro. Algunas de nosotras somos lo suficientemente afortunadas para experimentar un éxtasis de dopamina al comer brócoli si tenemos antojo de este sano alimento. Pero los tipos de comida y el grado de placer que provocan, cambia de una persona a otra. El truco es resetear los rastros de nuestra memoria para que sienta placer al comer alimentos sanos y no al ingerir comida chatarra. [203]

Es más fácil decirlo que hacerlo. Especialmente para las personas adictas a cigarros, alcohol, drogas o con sobrepeso. Estudios han demostrado que estas personas tienen menos receptores para dopamina que otros. Para ellos, este químico tiene menos lugares de los cuales adherirse a las células cerebrales, lo que hace difícil que experimenten sentimientos de placer. Entonces, como no tienen esa "avalancha de placer" tienden a fumar, drogarse, apostar o comer de más. Ahora, no te autodiagnostiques inmediatamente como una de esas personas y asumas que jamás estarás sano. No estamos a merced de nuestros cuerpos. Nosotros los dominamos.[204]

A menos que comamos queso. El queso controlará nuestra vida y hará que engorde nuestro trasero a menos que dejemos la adicción. ¡La leche de vaca tiene rastros de morfina! Y, por una vez, no podemos echarle la culpa a los establecimientos ganaderos de producción intensiva. La morfina, la codeína y otros opiáceos se producen naturalmente en el hígado de las vacas y acaban en su leche. Pero esto no es todo. La leche, humana o de vaca, contiene caseína, una proteína que se descompone durante la digestión y libera un montón de opiáceos. Todos estos químicos que nos hacen sentir bien existen para que los recién nacidos se

203 Barnard, *Breaking the Food Seduction*, 17-19.
204 Ibid., 20-21.

amamanten y desarrollen, y para asegurar un vínculo entre las madres y sus bebés.[205]

¿Estás entendiendo el panorama completo? Cuando una mujer amamanta, su leche tiene un efecto parecido al de las drogas en el bebé: queda completamente enganchado. Va a llorar no porque tenga hambre, sino porque necesita un "toque" de ese sentimiento de placer que producen los opiáceos. La naturaleza ha garantizado que nuestros bebés se amamanten y crezcan. Cuando alcanzan cierta edad, los destetamos y dejamos de darles estas "drogas". No les pasa nada. Pero cuando empiezan a tomar leche de vaca, surge una adicción.

Todos los lácteos contienen caseína, pero el queso tiene la concentración más alta. De hecho, el queso contiene mucho más caseína que la que se encuentra de manera natural en la leche de vaca. También tiene feniletilamina (FEA), químico similar a la anfetamina. Así que cuando bromeamos diciendo "soy adicta al queso", no es una broma, es muy en serio. Somos químicamente adictos al queso.[206]

La caseína llega incluso al queso de soya. Ya sea que los productores la utilicen para incrementar el contenido proteínico, para que se derrita mejor o porque saben de su poder adictivo, la caseína tiene el mismo efecto. Así que si lees "caseína" en la lista de ingredientes, ¡corre!

205 Ibid., 50-51.
206 Ibid., 52.

Todas las hormonas y los químicos naturales que presentamos a continuación han sido identificados en la leche de vaca: prolactina, somatostatina, melatonina, oxitocina, hormona del crecimiento, hormona luteinizante, hormona liberadora de tirotropina (TRH), hormona estimulante de la tiroides, péptido intestinal vasoactivo, calcitonina, hormona paratiroidea, corticosteroide, estrógeno, progesterona, insulina, factor de crecimiento epidérmico, factor de crecimiento insulínico, eritropoyetina, bombesina, neurotensina, motilina y colecistoquinina.[207] Si crees que tu voluntad es lo suficientemente fuerte para conquistar a todos esos hijos de puta, ¡tienes problemas! Los lácteos engordan[208] y si los comes, nunca serás flaca. No puedes controlar tu adicción. No puedes comer "sólo una rebanada de pizza" o "sólo comer queso en las fiestas". Estás a una pieza de queso de una recaída total. Come los sustitutos; te harán sobrellevarlo.

Por suerte, nuestro cuerpo produce algunas sustancias químicas que ayudan a calmar nuestro apetito. Una de esas hormonas, leptina, la producen nuestras células de grasa. Cuando son alimentadas correctamente, liberan leptina en la sangre por dos razones. Su primera tarea es alertar al cerebro para disminuir el apetito. Después, nuestro metabolismo se dispara y estimula a las células para quemar calorías más rápido. Súper *cool*, ¿no? Hasta que nos ponemos a dieta. Las típicas dietas bajas en

207 Ibid., 53.
208 Diamond, *Fit for Life II*, 245.

calorías hacen más lenta la producción de leptina y nuestro apetito aumenta. ¡Liberen a las bestias! ¡Ahora sentimos que morimos de hambre! Así que saboteamos nuestra dieta y nos atascamos como bestias salvajes. Pero las dietas altas en grasa no son mejores. Las dietas de grasa (piensa en productos animales) también disminuyen los niveles de leptina. Ya sabes a dónde va esto: las dietas bajas en grasa, con una base de plantas estimulan los niveles de leptina, ayudando a cada molécula de leptina a trabajar más efectivamente. Así que ayúdate a ser exitoso. Comer alimentos sanos como frutas, verduras, granos y frijoles frena tu apetito y estimula tu metabolismo.[209]

Sin embargo, cuando sufrimos del síndrome premenstrual, todo cambia. No podemos saber cuándo lloraremos, a quién queremos matar o cuándo vamos a comer. El estrógeno causa cambios de humor y antojos. Cada mes, nuestros cuerpos producen estrógeno extra en caso de un embarazo. Cuando no quedamos embarazadas, los niveles de estrógeno caen y causan inflamación, irritabilidad y antojos. La clave para controlar estos sentimientos atroces es mantener los niveles de estrógeno todo el mes. Como todo lo demás, esto se puede lograr a través de la dieta. Los alimentos grasos aumentan los niveles de estrógeno, los fibrosos los reducen. El *Journal of Obstetrics and Gynecology* condujo un estudio explorando los efectos de la dieta en los síndromes menstruales. Las mujeres que eliminaron las grasas animales de sus dietas experimen-

209 Barnard, 99-102.

taron disminuciones notables de los antojos y la hinchazón. En promedio, los cólicos menstruales se redujeron de cuatro a dos días y medio.[210] ¡Menos cólicos, menos antojos y menos hinchazón! Esas razones son suficientes para dejar los productos animales.

Pero tienes antojos premenstruales persistentes, lo bueno del régimen de *Skinny bitch* es que hay muchos alimentos "traviesos" de los cuales no tienes porqué sentirte mal. Así que come todo el día. Mientras todo lo que pongas en tu boca esté aprobado por *Skinny bitch*, no hay problema. Sólo asegúrate de dejar de comer cuando te sientas satisfecha. Sabemos que es un concepto extraño pero ojalá pegue. Imagina el tamaño actual de tu estómago (como un recipiente de 10 x 20 cm) e imagina de qué tamaño te gustaría que fuera. No hay necesidad de atascarlo y estirarlo tres veces al día, todos los días, por el resto de tu vida. Mira la porción que está en tu plato. ¿Crees que quepa sin problema en tu estómago o vas a tener que forzarlo? Bájale.

No porque estés hambrienta debes comer más rápido. Cuando terminas de comer, si tienes hipo, indigestión, dolor de estómago o gases, quiere decir que comiste demasiado rápido y tragaste aire. Bájale. Respira uniformemente. A la inversa, asegúrate de no sostener la respiración mientras comes rápido. Toma tiempo al cerebro captar el mensaje de que tu estómago está lleno. Mientras más lento ingieras, es menos

210 Ibid., 111-114.

probable que comas de más. También asegúrate de masticar la comida despacio y resueltamente. Descansa entre bocados. No veas la tele, leas una revista, hables por teléfono o hagas *nada más* mientras comes. El objetivo es saber cuándo estás satisfecha (sin llenarte como globo) y ser capaz de dejar el tenedor. Ya no tienes seis años. Los mayores no van a felicitarte por limpiar el plato. Está bien dejar comida.

Si aún te sumas puntos comiendo *brownies*, puedes ganar créditos extras ayunando. Sí, ayunando; absteniéndote por voluntad propia de la comida. Por más de cinco mil años, el ayuno se ha utilizado como un método sano para la pérdida de peso. También es una herramienta poderosa para limpiar, desintoxicar, mantener el cuerpo y sanar enfermedades, menores y mayores.[211] Cuando comemos, toda la energía de nuestro cuerpo se usa para digerir, usar, guardar la comida y eliminar los desechos. Cuando no comemos, toda la energía de nuestro cuerpo se usa em limpiar. Con todos los años de abuso, nuestro cuerpo necesita una buena limpieza. Absorbemos químicos tóxicos de la comida, las bebidas y el ambiente. Nuestro cuerpo elimina algunos a través de los desechos, pero el resto se queda como productos químicos y radicales libres (químicos altamente reactivos que dañan las células y contribuyen al envejecimiento temprano, problemas cardíacos y cáncer). El ayuno se deshace de esas toxinas. Además, incrementa los glóbulos rojos, que estimulan la inmunidad y nos protegen

211 Cousens, 231-232.

de las enfermedades. Dado que el ayuno es benéfico para el sistema circulatorio, puedes esperar mejor pelo, piel y uñas. [212]

El ayuno puede durar de 24 horas a diez días o más. Todo depende de ti y de qué tan ligero, limpio y sano quieres estar. Mientras más dure, mejor, pero incluso un día al mes es benéfico. Hay demasiados tipos de ayuno para explicarlos todos, de manera que nada más hablaremos de algunos. Pero es imperativo que leas un poco acerca del ayuno antes de lanzarte a hacerlo.

Nuestro favorito es el ayuno crudo o de comida "viva", durante el cual, obviamente, sólo comes alimentos crudos por cuantos días escojas. Es un buen ayuno para quienes empiezan porque obtienes los beneficios del ayuno pero puedes comer. También es bueno si después quieres aumentar el nivel a un ayuno más estricto, como uno de jugos, en el que lo único que le das a tu cuerpo son jugos recién exprimidos (no pasteurizados ni empacados). Ya sea jugo de frutas, de vegetales o ambos, las enzimas son una ayuda increíble en el proceso purificador. Un ayuno líquido es similar al de jugos pero también incluye sopas (sin frijoles ni arroz, sólo líquidos). Las propiedades alcalinas de los jugos y las sopas ayudan a neutralizar las toxinas que libera el cuerpo.[213] Por estas y otras razones, el ayuno más difícil es el de agua, en el que no consumes más que agua. No seas una idiota competitiva y te lances a este

212 Van Straten, *Super Detox*, 12.
213 Cousens, 231-234.

ayuno directo desde tu dieta actual. Tienes que aprender a gatear antes de caminar.

A la mayoría de la gente le gusta llegar al ayuno pausadamente. Quizá comen porciones mucho más pequeñas desde una semana antes de empezar. O si usualmente comen chatarra vegana, se abstienen de consumirla en los días previos. Nosotras recomendamos comer lo más puramente posible antes de ayunar. (Quienes comen carne deben tener una dieta vegetariana y después vegana antes del ayuno.) Hace que la transición sea más gradual y menos agresiva. No importa qué ayuno elijas, asegúrate de tomar muchísima agua en el proceso. Tu cuerpo estará desintoxicándose como loco, no quieres que se deshidrate.

Todos los ayunos son un reto, física y mentalmente. No esperes que sea fácil, especialmente al principio cuando empiezas a salivar por alimentos que jamás pelas. Pero eventualmente llegas a un momento en el que no tienes hambre y te sientes ligera, limpia, pura y divina. Cuando introduzcas la comida de nuevo a tu dieta, lo que debe hacerse despacio, con mucho cuidado, casi te da asco comer lo que comías antes. Es muy bonito tener una perspectiva nueva y fresca. Es un gran regalo reconocer verdades que antes no eran aparentes. Los ayunos periódicos son especialmente útiles por esta razón; ayudan a nuestro cuerpo y mente a restablecer una nueva relación con la comida. De hecho, es por esto que el ayuno puede usarse para superar adicciones. Cuando eliminamos las toxinas que causan "antojos de memoria celular", podemos erradicar la necesidad por la comida o la droga que producen esas toxinas.[214]

No sorprende que algunas personas sufran dolores de cabeza, debilidad, náusea, retortijones, dolores de estómago, sudoración, lengua inflamada, mal aliento, dolores generales, temperatura alta o depresión mientras ayunan.[215] Abstenerse de la comida no *causa* estos síntomas. Simplemente son los efectos secundarios normales del ayuno. Después de dos o tres días, el cuerpo entra en autolisis y empieza a digerir sus propias células. Con su sabiduría, el cuerpo selectivamente descompone tejido y células enfermas, dañadas, viejas, muertas o en exceso (la grasa).[216] El cuerpo literalmente digiere y expulsa el veneno, las toxinas y las células malas que ya estaban ahí; se siente horrible. Pero es algo bueno porque finalmente el cuerpo es capaz de atacar algunos problemas que acechaban.

Durante un ayuno, las enzimas digestivas son liberadas de su rol común y actúan limpiando y rejuveneciendo el cuerpo. Este proceso de rejuvenecimiento incluye la producción de células nuevas. Cuando se producen más células de las que se mueren, se revierte el proceso de envejecimiento. Este fenómeno ocurre en los ayunos de jugos y de agua. Eventualmente, notarás más agudos el olfato, la vista,

214 Ibid., 232.
215 Van Staten, 13.
216 Ibid., 234.

el sonido y el gusto. Te vas a sentir más ligera física, mental y emocionalmente.[217]

Quitando toda la magia, el ayuno *no* es para ti si estás embarazada, lactando, baja de peso o sufres de enfermedades severas como trastornos neurológicos degenerativos o cáncer. Los diabéticos y quienes sufren de hipoglucemia pueden ayunar pero sólo bajo supervisión médica.[218] De hecho, cualquiera bajo determinada condición médica debe consultar a su doctor antes de ayunar.

VITAMINAS

Las vitaminas son una parte integral de un estilo de vida sano. Éstas son algunas de las vitaminas y minerales más significativas, así como los alimentos que las proveen:

CALCIO: fortifica los huesos, provee dientes sanos, reduce el riesgo de cáncer de colon, reduce las probabilidades de osteoporosis, ayuda al sistema nervioso y alivia el insomnio. Come almendras, nueces brasileñas, semillas, nueces, frijoles de soya, kale, berza, brócoli, algas y melaza.
ÁCIDO FÓLICO: promueve una piel sana, protege contra los parásitos y la intoxicación por alimentos, mantiene lejos a la anemia y previene los defectos de nacimiento. Para obtener

217 Ibid., 234.
218 Ibid., 231.

ácido fólico, come berza o vegetales de hoja verde, alcachofas, fruta, melón, aguacate, durazno, frijoles, lentejas, frijoles de soya, garbanzos, cebada y trigo integral.

HIERRO: ayuda al crecimiento, promueve la resistencia a las enfermedades, previene la fatiga y la anemia, realza el tono de la piel. Puede encontrarse en nueces, semillas de calabaza, frijoles, lentejas, granos enteros, avena, espárragos, melaza, brócoli, espinaca, col china, chícharos, acelga, ejotes y alga.

MAGNESIO: (conocido como el mineral antiestrés): combate la depresión, estimula la energía, ayuda a quemar grasa, previene infartos, ayuda en la indigestión, combate síntomas del síndrome premenstrual, previene el parto prematuro y mantiene los dientes fuertes y sanos. Cuando se combina con calcio, funciona como un tranquilizante natural. Come nueces, semillas (de girasol), vegetales verdes, frijoles de soya, alga marina y melaza en buena cantidad para obtener una buena dosis, especialmente si estás tomando anticonceptivos.

ÁCIDO GRASO OMEGA 3: previene problemas cardíacos, disminuye niveles de mal colesterol, reduce las posibilidades de trombosis, disminuye el riesgo de cáncer de mama, ayuda a mejorar la artritis reumatoide y mantiene piel, cabello y las uñas sanas. Fuentes de este ácido son linaza, nueces, semillas de calabaza, cáñamo, otras semillas y aceites no refinados.

ÁCIDO GRASO OMEGA 6: combate el síndrome pre menstrual, evita el acné, el eczema y la psoriasis; ayuda a mejorar los síntomas de la endometriosis y la artritis reumatoide. El aceite de linaza, el aceite o semillas de onagra, la borraja y el casis (frutos rojos) son buenas fuentes.

POTASIO: reduce la presión sanguínea, aumenta el pensamiento claro mandando oxígeno al cerebro y ayuda al cuerpo a eliminar desechos. Se encuentra en el plátano, los cítricos, el melón, los jitomates, los berros, los vegetales de hoja verde, las semillas de girasol, el aguacate, las lentejas, la papa y los granos.

VITAMINAS B: mejoran la actitud mental, ayudan a la digestión, mejoran la migraña, contribuyen a la piel sana, actúan como diurético natural, fortalecen la inmunidad, aumentan la energía, mejoran la concentración y la memoria; son buenas para el sistema nervioso. Come trigo, germen de trigo, avena, salvado, granos, arroz integral, frijoles, nueces, semillas, soya, lentejas, dátiles, higos, plátanos y vegetales.

VITAMINA C: acelera el proceso de curación, disminuye la presión sanguínea, previene resfriados, protege contra el cáncer y ayuda a disminuir el colesterol en la sangre. También forma colágeno, que es importante para el crecimiento y la sanación de los tejidos, los vasos sanguíneos, las encías, los huesos y los dientes. La vitamina C es especialmente importante para las mujeres que fuman o toman pastillas anticonceptivas. Es fácil obtener vitamina C comiendo brócoli, coles de Bruselas, col, berza, pimiento verde, espinaca, berros, papa, toronja, naranja y papaya.

VITAMINA D: con el calcio y el fósforo, fortalece huesos y dientes. No sólo ayuda a que nuestro cuerpo asimile la vitamina A, también previene resfriados cuando se toma con vitaminas A y C. Todo lo que necesitas para obtener Vitamina D es exponer tu piel al sol.

VITAMINA E: ayuda a mantenerte joven, inhibe el crecimiento de las células cancerígenas, combate la fatiga, previene trombosis, disminuye la presión sanguínea, reduce el riesgo de Alzheimer y acelera la sanación de quemaduras. Se encuentra en el germen de trigo, cereales de granos, trigo, nueces, semillas de girasol, vegetales de hoja verdes y aceites vegetales.

ZINC: ayuda contra problemas de infertilidad, es importante para el funcionamiento del cerebro, mantiene el balance ácido y alcalino del cuerpo, ayuda a la formación de colágeno y de insulina (necesaria para muchas enzimas vitales). Algunos alimentos con alta concentración de zinc son germen de trigo, granos, semillas de calabaza, ajonjolí y soya.[219]

Cuando comemos correctamente, podemos obtener prácticamente todos los nutrientes que necesitamos de los alimentos. Sin embargo, la vitamina B-12 sólo se encuentra en productos animales, así que la mayoría de los veganos y vegetarianos necesitan tomar suplementos de B-12. Los líquidos sublinguales de vitamina B con ácido fólico son absorbidos más fácil y rápidamente que las pastillas. Si estás preocupada de no obtener suficientes vitaminas en tu dieta y quieres tomar suplementos, consulta a un médico holístico.

219 Mindell, *Earl Mindell's New Vitamin Bible*, 39-127.

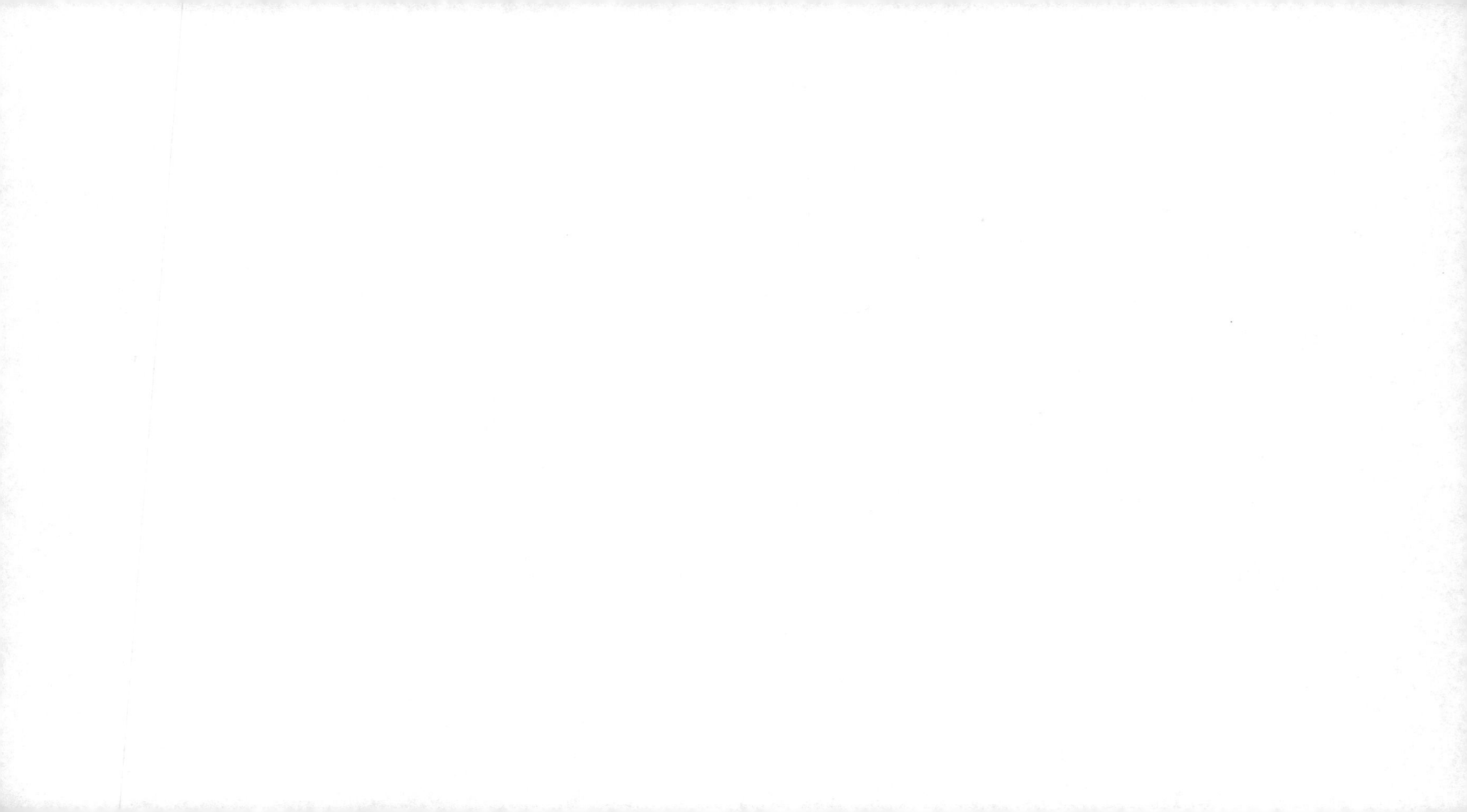

11

A COMER

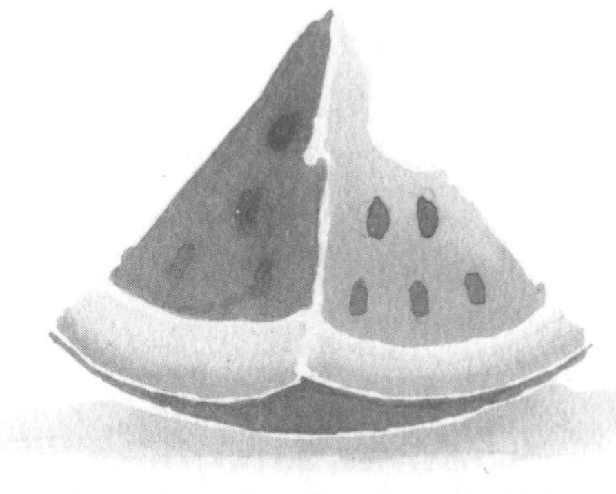

Decidimos escribir este libro por las siguientes razones:

- *No podíamos tolerar la crueldad asociada con la dieta carnívora y queríamos ayudar a terminar con el sufrimiento animal.*
- *No soportábamos tener "trabajos de verdad".*
- *Queríamos hacer algo por cambiar la vida de las personas.*

De verdad queremos ayudarte a tener éxito y hacer esto lo más fácil posible.

En este capítulo hemos compilado algunas listas para que no haya confusión alguna acerca de qué puedes comer y qué no. Después de leer el libro completo, si tienes dudas acerca de qué comprar o qué ordenar, saca tu *Skinny bitch* y regresa a este capítulo. No tendrás duda de tomar las decisiones correctas.

El desayuno es el alimento más importante del día. Pero no por lo que piensas. Las industrias del cereal y los lácteos nos han hecho creer que sin un gran desayuno "sano", no tendremos suficiente energía para el resto del día. Pero un cereal azucarado y una taza de leche de vaca para nada es una fuente sana de energía. La *verdadera* razón por la que el desayuno es tan importante es porque marca la pauta para la alimentación del resto de tu día. Si desayunas alguna porquería, seguramente tendrás antojos de puras porquerías el resto del día. Y si desayunas demasiado temprano, vas a interrumpir la sesión de limpieza de tu cuerpo. Recuerda que cuando el cuerpo no tiene trabajo con la comida, ¡trabaja en ti! Cuando tu "equipo de limpieza" está a la mitad de su proceso y le metes comida a tu cuerpo, se abruma. Deja de hacer lo que debe hacer, echa las manos hacia arriba, se rasca la cabeza y, finalmente, decide que no puede manejar el desmadre que estás haciendo. Así que opta por guardar los desechos, como grasa, y pretende que los limpiará después.[220] Cuando despiertas, debes esperar hasta que tengas hambre para desayunar. No comas inmediatamente sólo porque es a lo que estás acostumbrada. Después de unos días, aprenderás a querer ese sentimiento de vacío en tu estómago y sabrás que los dolores de cabeza iniciales, las náuseas y el hambre son el equipo de limpieza de tu cuerpo. Siéntete libre de disfrutar una taza de té herbal orgánico sin cafeína al despertar: lo mejor es esperar hasta sentir hambre.

220 Boschen, "Cycles of the Body", thejuiceguy.com

Cuando sea hora de comer, recuerda que el desayuno de una *Skinny bitch* es fruta orgánica. Puede parecer ligero en comparación con el bagel, el cereal o los huevos que comías antes. Pero, otra vez, te vas a adaptar, vas a sentirte completamente satisfecha con fruta. Come una pieza (o porción) lentamente. Después de un periodo de tiempo –quizá diez minutos– cuando sientas hambre, come otra pieza, despacio. Si vuelves a sentir hambre, come una más. Se acabó el desayuno.

LISTA DE ALIMENTOS PARA EL DESAYUNO

Esperamos que, al menos, intentes desayunar sólo fruta antes de decidir que no es para ti. Pero si le das una oportunidad y después de dos semanas aún te sientes con hambre y agresiva sólo de pensarlo, consulta nuestra lista de alimentos aceptados para el desayuno:

» *mezcla orgánica de maíz azul para hot cakes y waffles*
» *mezcla orgánica de salvado para hot cakes y waffles*
» *hojuelas orgánicas de salvado y pasas*
» *hojuelas orgánicas de avena y pasas*
» *cereal de cinco granos*
» *avena instantánea de maple orgánico*
» *hojuelas de quinoa orgánica*
» *leche de arroz enriquecida*
» *leche de soya orgánica*

- » *bebida de arroz y soya*
- » *tofu orgánico*
- » *yogur de soya*
- » *pan de cáñamo*
- » *pan de arroz integral*
- » *bagels de granos*
- » *fruta orgánica*

Ya mencionamos antes el beneficio de comer fruta en el desayuno. Pero aquí incluimos otros alimentos que puedes desayunar. Depende de ti decidir qué tan diligente quieres ser con tu dieta. Nosotros quisimos brindarte más opciones de desayuno en caso de que deseches por completo la teoría de la fruta. Totalmente tu decisión. Puedes comer fruta antes de los waffles, o el cereal. Lo que tú quieras.

LISTA DE ALIMENTOS PARA LA COMIDA

- » *mantequilla de cacahuate orgánica*
- » *mantequilla de almendra orgánica*
- » *mantequilla de nuez de soya*
- » *mermeladas orgánicas de fruta*
- » *Tuno (sustituto de atún)*
- » *bollos de hamburguesa orgánicos*
- » *bologna vegetariana*
- » *pavo vegetariano*

- *salami vegetariano*
- *alternativas veganas al queso*
- *tabule*
- *cuscús orgánico*
- *setas shiitake*
- *lentejas orgánicas*
- *sopas orgánicas (frijol negro y vegetales, calabaza, lentejas, vegetales, chícharo)*
- chilli *orgánico*
- *verduras orgánicas*

LISTA DE ALIMENTOS PARA LA CENA

Cuando te sientas verdaderamente hambrienta, es tiempo de la cena. Es divertida y fácil. Sólo escoge de la lista o crea tu propio banquete vegano:

- *lentejas rojas orgánicas*
- *lentejas verdes orgánicas*
- *cebada orgánica*
- *chícharos orgánicos*
- *amaranto orgánico*
- *mijo integral orgánico*
- *arroz integral orgánico*
- *pasta integral orgánica*
- *quinoa orgánica*

- *pasta vegetal orgánica*
- *pasta de arroz integral*
- *albóndigas sin carne*
- *tempe orgánico*
- *tofu orgánico*
- *tortillas orgánicas de trigo*
- *vegetales orgánicos*

Obviamente, los alimentos de las listas de comida y cena pueden intercambiarse.

Un consejo útil: prepara cantidades grandes de alimentos básicos el domingo en la noche para el resto de los días de la semana. Arroz integral, lentejas, hummus, sopas y pastas son buenos candidatos. Procura no hacer esto con los vegetales porque perderán sus propiedades enzimáticas.

BOTANAS Y POSTRES ACEPTADOS

Hay algo acerca de las botanas que te hace sentir como niña otra vez. Y eso es bueno. Si tienes hambre, pero no estás lista para cenar, puedes comer una botana. Mientras sea sana, no te quite el hambre por completo antes de cenar y sea en cantidades pequeñas, no hay razón para sentirte mal. Pero no lo comas nada más porque puedes; cómetelo si de verdad lo quieres. Si no, espérate a la cena.

El postre es uno de los muchos regalos de Dios para la humanidad. Date el gusto. Como las botanas, si los postres son sanos y los comes en porciones controladas, ¡puedes disfrutarlos sin culpa!

- *leche de soya de chocolate orgánica*
- *galletas saladas orgánicas*
- *barras orgánicas de chocolate oscuro*
- *papitas de vegetales exóticos*
- *granos mixtos*
- *galletas de linaza*
- *postres congelados sin lácteos*

CONDIMENTOS, SUMINISTROS PARA COCINAR Y MISCELÁNEOS

No debes de preocuparte por las minucias. Nosotras pensamos en todo.

- *sustituto de mayonesa (puede ser de soya)*
- *catsup orgánico*
- *mostaza orgánica*
- *aceite natural de ajonjolí*
- *aceite natural de canola*
- *aceite de oliva extra virgen orgánico*
- *tahini orgánico*
- *alga orgánica*
- *pimienta de cayena*
- *vinagreta orgánica de ajonjolí*

- *néctar o miel de agave*
- *miel de maple orgánica pura*
- *caña de azúcar orgánica*
- *azúcar morena orgánica*
- *Stevia (endulzante)*
- *harina orgánica de avena*
- *harina orgánica integral*
- *harina orgánica de escanda*
- *harina orgánica de arroz integral*
- *semillas orgánicas de linaza*

Cuando planees tus comidas utilizando los ingredientes recomendados, usa tu cabeza. Crea un menú balanceado para cada día sin ser repetitivo. Por ejemplo, no desayunes hotcakes, comas sándwich y cenes hamburguesas de soya. Eso sería comer puro pan y nada de frutas y vegetales. Obvio. Usa tu cabeza. Trata de pensar en términos de frutas, verduras, granos, soya y legumbres para un día de dieta balanceada.

Si necesitas más orientación, sé feliz con esto, un mes entero de menús:

SEMANA 1

LUNES

DESAYUNO: mango, plátano, kiwi y yogur de soya.
COMIDA: ensalada de espinaca con zanahoria rallada, almendras picadas, cebolla roja, ajo fresco, tofu en cubos y aceite de ajonjolí.
CENA: pasta con calabacita, jitomate, ajo, perejil fresco, nueces y aceite de oliva.

MARTES

DESAYUNO: jugo de naranja recién exprimido, panquecito de granos integrales con mantequilla de soya, plátano y fresas.
COMIDA: tabule con tofu marinado, berenjena y pimientos rojos.
CENA: ¡nachos vegetarianos! Papas de maíz con chili vegetariano, queso de soya, guacamole, jitomates y cebollín.

MIÉRCOLES

DESAYUNO: jugo de toronja recién exprimido y avena con fresas, frambuesas y mora azul.
COMIDA: hamburguesa vegetariana en pan de grano con cebolla morada, lechuga, jitomate, aguacate y alfalfa. De guarnición, ensalada vegana de papa.
CENA: hamburguesa de sustituto de pollo con arroz integral, lentejas y kale hervido.

JUEVES

DESAYUNO: jugo de naranja recién exprimido, bagel integral con queso crema vegano, jitomates y cebolla morada.

COMIDA: sopa y ensalada.

CENA: verduras salteadas (pimiento, cebolla, ajo, zanahoria, col china y champiñones) servidas con arroz integral y tofu.

VIERNES

DESAYUNO: granola y yogur de soya con plátano, durazno y mora azul.

COMIDA: club sándwich con tocino de soya, rebanadas de pavo de soya, aguacate, lechuga, jitomate, coles y sustituto de mayonesa. Sírvelo con ensalada de frijol.

CENA: comida Tai (¡puedes pedirla a domicilio!). Pide Pad Tai vegano, sin huevo, camarón, ni pescado.

SÁBADO

DESAYUNO: jugo de naranja recién exprimido, hot cakes de maíz azul y moras azules con fresas.

COMIDA: ensalada con zanahoria, cuscús, arándanos y nueces, aderezada con vinagreta de cítricos. Acompaña con sopa de lentejas.

CENA: fajitas vegetarianas con pimientos salteados, cebolla, champiñones y tiras de sustituto de pollo, acompañadas con pico de gallo.

DOMINGO

DESAYUNO: jugo de naranja recién exprimido y mezcla de tofu, calabacitas, pimiento, cebolla, ajo, espinaca y kale. Sírvelo sobre pan integral tostado.

COMIDA: ensalada de lentejas con espárragos y nueces con vinagreta de frambuesa. Acompaña con una alcachofa hervida y salsa de limón y mantequilla vegana.

CENA: pieza de queso vegano y todos los vegetales que quieras.

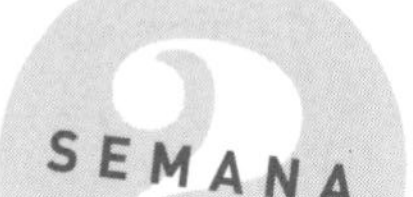

LUNES

DESAYUNO: licuado de frutas con jugo de naranja fresco, plátano, piña congelada y coco.

COMIDA: ensalada americana con lechuga romana, elote, chícharos y cubos de tofu con aderezo ranch vegano.

CENA: ¡noche italiana! Tu pasta favorita con salsa de tomate y albóndigas de soya con pan integral de ajo.

MARTES

DESAYUNO: jugo de naranja recién exprimido, cereal con leche de soya o de arroz servido con moras azules, plátano y fresas.

COMIDA: chili vegetariano con pan de elote.

CENA: puré de papa, costillas sin carne (pueden ser de la marca Gardenburger) con acelga y berza salteadas.

MIÉRCOLES

DESAYUNO: jugo de naranja recién exprimido, waffles de tostador con fresas, plátano y durazno.

COMIDA: ensalada César vegana.

CENA: arroz integral y lentejas, con brócoli hervido y col roja.

JUEVES

DESAYUNO: melón (¡todo el que quieras!).

COMIDA: carnes frías de soya sobre pan integral con lechuga, jitomate y guarnición de ensalada asiática de col (zanahoria, col roja y col verde, vinagre de arroz, aceite de ajonjolí y semillas de ajonjolí).

CENA: pastel de carne (sustituto de carne) con elote, chícharos y espinacas salteadas con ajo.

VIERNES

DESAYUNO: licuado con jugo de manzana y durazno, moras azules, frambuesas y aceite de linaza (o una cucharada de linaza en polvo).

COMIDA: ¡menú japonés! Rollos primavera de aguacate, sopa miso y una ensalada pequeña.

CENA: hamburguesa vegetariana con champiñones salteados, cebollas, queso de soya, lechuga y jitomate. Sírvela con papas a la francesa horneadas.

SÁBADO

DESAYUNO: jugo de naranja recién exprimido, pan tostado vegano con moras azules, fresas y plátanos.

COMIDA: verduras verdes con tomates deshidratados, tomates amarillos, espárragos, albahaca y nueces con un aderezo de aceite y vinagre.

CENA: hot dog vegetariano con chilli y queso de soya. Sírvelo con ensalada de papa.

DOMINGO

DESAYUNO: jugo de naranja recién exprimido y sándwich con sustituto de huevo, soya, sustituto de tocino y bagel integral con mantequilla de soya, sal, pimienta y catsup.

COMIDA: sopa de chícharos y ensalada verde.

CENA: pasta penne con calabaza y pesto (nueces, albahaca, ajo y aceite de oliva).

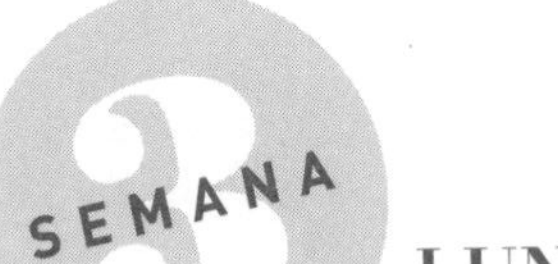

LUNES

DESAYUNO: jugo de naranja recién exprimido, avena con manzana, canela y nueces.

COMIDA: burrito integral de vegetales con berenjena, portobello y pimientos tostados. Sírvelo con ensalada.

CENA: vegetales salteados (pimiento verde, zanahoria, calabacitas, tofu, col china, cebolla y ajo) con arroz integral.

MARTES

DESAYUNO: melón verde.

COMIDA: ensalada verde con cebolla morada, jitomates cherry, frijol negro y elote. Acompáñala con un camote al horno.

CENA: teriyaki con arroz integral de jazmín edamames al vapor.

MIÉRCOLES

DESAYUNO: jugo de manzana fresco y un bagel integral con mantequilla de cacahuate, mermelada (orgánica y sin azúcar, obvio) y plátano.

COMIDA: plato mediterráneo con hummus, berenjena, hojas de parra, falafel, pimientos, aceitunas y jitomate.

CENA: burrito vegetariano con frijoles pintos, arroz integral, guacamole, queso de soya, lechuga, jitomate y salsa.

JUEVES

DESAYUNO: granola con plátano, moras azules, fresas y leche de arroz o soya.

COMIDA: hamburguesa de Portobello con arúgula y cebollas caramelizadas, acompañada de ensalada de aguacate y tomate.

CENA: lasaña vegetariana con salsa roja, tus verduras favoritas, sustito de carne molida, y queso ricotta de tofu (en la licuadora, mezcla tofu, ajo, sal, un poco de aceite de oliva y orégano seco).

VIERNES

DESAYUNO: ensalada de frutas, ¡vuélvete loca!

COMIDA: sustituto de atún con zanahorita rayada, cebolla picada, apio picado y sustituto de mayonesa en pan integral con papas horneadas.

CENA: brócoli hervido, zanahorias, kale, col roja, coliflor y tofu con arroz integral, bañado con aceite de ajonjolí y sal de mar.

SÁBADO

DESAYUNO: burrito de sustituto de huevo, tofu, cebollas salteadas, pimientos, frijoles, aguacate y salsa.

COMIDA: ensalada china con sustituto de pollo, chícharos, col, zanahorias, mandarinas y castaña de agua.
CENA: seitan (sustituto de carne) con poro hervido, frijoles blancos y papas asadas con ajo.

DOMINGO

DESAYUNO: jugo de naranja recién exprimido, y hot cakes de manzana y canela con frambuesas y plátano.
COMIDA: sustituto de tocino, lechuga, tomate y aguacate en pan integral con las papas asadas que sobraron de la cena del día anterior.
CENA: kebabs vegetarianos con pimiento verde, pimiento rojo, champiñones, cebollas, tomates cherry y sustituto de carne, acompañados de elote.

SEMANA 4

LUNES

DESAYUNO: licuado de frutas con durazno, plátano y fresas con un toque de leche de soya o de arroz.
COMIDA: ensalada del chef con mezcla de lechugas, zanahorias, tomates, queso vegano y variedad de sustitutos de carnes frías, picadas.
CENA: sustituto de carne (filetes) con camote al horno, lentejas y kale hervido.

MARTES

Desayuno: jugo de naranja recién exprimido y waffles de tostador con plátano, fresas y moras azules.

COMIDA: sopa minestrone y ensalada.

CENA: hot dog vegetariano con chilli vegetariano y berza.

MIÉRCOLES

DESAYUNO: jugo de manzana fresco, y avena con dátiles, pasas, nueces y plátano.

COMIDA: sándwich de queso vegetariano con tomate, acompañado de ensalada.

CENA: pastel de carne vegetariano, con puré de papa, sustituto de carne molida, lentejas, elote, espinacas y champiñones salteados.

JUEVES

DESAYUNO: jugo de naranja recién exprimido, una toronja completa y un panquecito integral.

COMIDA: chilli vegetariano con ensalada de aguacate y tomate, y un puño de papas fritas de maíz.

CENA: fusilli con calabacitas, aceitunas, albahaca, ajo y aceite de oliva servido con pan integral italiano.

VIERNES

DESAYUNO: jugo de naranja recién exprimido, cereal con duraznos, plátano, zarzamoras y leche de soya.

COMIDA: rollo primavera de pepino y aguacate, con sopa miso, y una ensalada pequeña.

CENA: pizza con sustituto de queso o queso vegetariano y muchas verduras.

SÁBADO

DESAYUNO: sándwich con sustituto de huevo.
COMIDA: ensalada César con sustituto de pollo.
Cena: verduras hervidas (coliflor, brócoli, zanahorias y col roja) sobre arroz integral.

DOMINGO

DESAYUNO: ¡crea tu propio licuado de frutas!
COMIDA: hamburguesa vegetariana con champiñones salteados, aguacate, lechuga, jitomate, cebolla y coles servidas con tiras de papa rostizada.
CENA: sustituto de pollo con salsa BBQ, frijoles negros, col y elote.

---

*Siéntete en libertad de botanear un puño de nueces frescas cada día.
**Si de verdad quieres tratarte bien, toma un jugo de vegetales recién exprimido diario. (Recién exprimido. Fresco. No pasteurizado ni de bote.)
***No olvides incluir tés orgánicos, sin cafeína y tomar ocho vasos de agua al día.
****Al final del libro incluimos una lista de libros de cocina que recomendamos. Puedes comprarlos o buscar en Internet recetas vegetarianas. Un gran sitio es veganpeace.com que incluye recetas y reseñas de recetarios vegetarianos. Otra página ganadora es VegCooking.com

¿Te sientes inspirada e intrépida? Vas con todo, compra lo que veas. Aquí hay una lista de términos desconocidos que pueden resolver tus dudas a la hora de ir al súper. (Cuidado. Esta sección es aburridísima.)

INGREDIENTES MALOS O POTENCIALMENTE MALOS

ACEITE DE COLZA: emulsificador y estabilizador que se encuentra en alimentos horneados, lácteos y carnes procesadas. Puede causar cáncer, problemas cardíacos y pérdida de la visión.

ACEITE DE HÍGADO DE PESCADO: utilizado en vitaminas, suplementos y leche fortificada con vitamina D. **ALTERNATIVA:** extracto de levadura.

ACEITE MARINO: del pez y mamíferos marinos. Utilizado como grasa alimentaria, especialmente en algunas margarinas. **ALTERNATIVA:** aceite animal.

ÁCIDO ASPÁRTICO: puede ser de fuente animal o vegetal.

ÁCIDO CARMÍNICO: pigmento rojo de las cochinillas hembras. Supuestamente, 70 mil escarabajos deben matarse para producir un gramo de este colorante. Se usa en la salsa de manzana roja y otras comidas (incluyendo paletas de dulce y colorante de comida). Puede causar reacciones alérgicas.

ÁCIDO ESTEÁRICO: grasa de vacas, ovejas, perros, gatos y animales eutanizados en refugios animales. Comúnmente se refiere a una sustancia grasa que se toma del estómago de los cerdos. Se usa en la goma de mascar y en los saborizantes. Derivados: estereamina, esteratos, hidrazida, ácido láctico esteárico, betaína esteárica, imidazolina esteárica. **ALTERNATIVAS:** se puede encontrar en grasas vegetales como el coco.

ÁCIDO LÁCTICO: se encuentra en la sangre y en el tejido muscular. También en leche agria, cerveza, col, pepinillos y otros productos hechos con fermentación bacterial. **ALTERNATIVA:** ácido láctico del betabel, azúcar de leche vegetal.

ÁCIDO NUCLEICO: se localiza en el núcleo de todas las células vivas. Se usa en vitaminas, suplementos. **ALTERNATIVAS:** fuentes vegetales.

ÁCIDO OLEICO: se obtiene de varias grasas, aceites animales y vegetales. Comúnmente se obtiene de grasa incomible. **ALTERNATIVAS:** fuentes vegetales.

ÁCIDO ÚRICO: excretado de la orina y otros fluidos corporales. Se usa para tostar los alimentos horneados como los pretzels.

ÁCIDOS GRASOS Y SÓLIDOS: caprílico, láurico, mirístico, oléico, palmítico y esteárico. **ALTERNATIVAS:** ácidos vegetales.

ALANINA O AMINOÁCIDOS: los bloques de proteína en todos los animales y plantas. Asegúrate que deriven de plantas.

ALBÚMINA: se encuentra en huevos, leche, músculo, sangre y en el tejido de varios vegetales y fluidos, en pasteles, galletas, dulces y algunos vinos. Puede causar alergias.

ÁMBAR GRIS: derivado del intestino de ballena. Se utiliza como saborizante de comidas y bebidas.

BETACAROTENO, PROVITAMINA A: pigmento encontrado en muchos tejidos animales y en todas las plantas. Se usa en la producción de vitamina A. Asegúrate de que derive de fuentes vegetales.

BISULFATO DE POTASIO, BISULFATO DE SODIO, DIÓXIDO DE AZUFRE: utilizado contra los hongos y como antioxidante en quesos, carnes procesadas, frutas y verduras enlatadas, frutos secos y alimentos horneados. Puede causar asma, infarto y muerte.

BROMATO DE POTASIO: se encuentra en alimentos horneados, puede causar cáncer y desordenes en el riñón y en el sistema nervioso. Está prohibido en todo el mundo, excepto en Japón y Estados Unidos.

CASEÍNA: proteína de la leche que se encuentra en lácteos, cremas "sin lácteos" y queso de soya.

CISTINA: un aminoácido que se encuentra en la orina y el pelo de caballo. Se usa como suplemento nutricional.

COLA DE PESCADO: una forma de gelatina preparada con las membranas internas de la vejiga del pescado. Algunas veces usado para decantar el vino. **ALTERNATIVAS:** bentonita, agar-agar. (Ver alternativas a la gelatina.)

COLORANTE ARTIFICIAL: derivado del alquitrán. Puede contener rastros de arsénico y plomo. Potencialmente cancerígeno. **ALTERNATIVAS:** colorante de las uvas, rábano, cúrcuma, azafrán, zanahorias clorofila, achiote o palomilla.

CUAJO: enzima del estómago de los becerros. Se usa para

hacer quesos y muchos productos lácteos. **ALTERNATIVAS:** jugo de limón o cuajo vegetal.

"FUENTES NATURALES": se puede referir a fuentes animales o vegetales. Con frecuencia en la industria alimenticia y de la salud (especialmente en el área de cosméticos) se refiere a fuentes animales como elastina, glándulas, grasa, proteína y aceite. **ALTERNATIVAS:** fuentes vegetales.

GELATINA, GEL: proteína obtenida al hervir en agua piel, tendones, ligamentos y huesos de vacas y cerdos. Usada para espesar las gelatinas de fruta, los pudines y en el recubrimiento de las cápsulas de vitaminas. En dulces, bombones, pasteles, helados y yogurs. Algunas veces se utiliza para decantar el vino. **ALTERNATIVAS:** carragenina, algas marinas, pectina de la fruta, dextrinas, goma de algodón, goma de acídricos.

GLICERINA, GLICEROL: biproducto de jabón manufacturado (normalmente con grasa animal). En los alimentos, enjuagues bucales, goma de mascar y pastas dentales. Derivados: acilglicérido, glicerol, poliglicerol. **ALTERNATIVAS:** glicerina vegetal (de aceite vegetal de jabón), derivados del alga marina.

GLUTAMATO MONOSÓDICO: potenciador de sabor, culpable de desórdenes reproductivos, nerviosos y del cerebro. Se encuentra en sopas, salsas y algunas veces en la comida para bebés, leche en polvo, leche light, dulces, goma de mascar, alimentos procesados y frutas y vegetales no orgánicos.

HIDROXIBUTILANISOL (BHA), HIDROXIBUTILTOLUENO (BHT): antioxidante comúnmente hallado en productos horneados, comida enlatada, sopas en polvo, tocino y alimentos que contienen colores y olores artificiales. Puede causar cáncer, defectos de nacimiento e infertilidad.

LACTOSA: azúcar de la leche de los mamíferos. En alimentos, pastillas y comida horneada.

LAURIL ÉTER SULFATO SÓDICO: ácido orgánico que se encuentra en la mayoría de las grasas animales y vegetales; en mantequillas y saborizantes. **ALTERNATIVAS:** mantequilla de nuez, aceite de angélica, aceite de coco, extracto de semillas de nuez moscada.

LECITINA: sustancia espesa que se encuentra en el tejido nervioso de los organismos vivos, frecuentemente obtenida para usar en los huevos y los frijoles de soya. También proviene de la sangre y la leche. **ALTERNATIVAS:** lecitina derivada del frijol de soya o del maíz.

LIPASA: enzima de los estómagos y glándulas de la lengua de becerros, cabras y ovejas. Utilizada en el queso y en los estimulantes digestivos. **ALTERNATIVAS:** lecitina derivada del frijol de soya y ricino.

LÍPIDOS: sustancias de grasa y similares que se encuentran en los animales y las plantas. Alternativa: aceite vegetal.

MANTECA: grasa del abdomen de los cerdos. En alimentos horneados, papas fritas, frijoles refritos. **ALTERNATIVAS:** azúcar de leche vegetal.

METIONINA: aminoácido esencial que se encuentra en varias proteínas (usualmente de huevo y caseína). Se utiliza para mantener la frescura en las papas fritas de bolsita. Monoglicéridos, glicéridos (ver glicerina): de grasa animal. En margarinas, mezcla para pasteles y dulces. **ALTERNATIVA:** glicéridos vegetales.

NITRATOS: potencialmente mortal, preservadores cancerígenos. Se encuentran en alimentos procesados y carnes.

OLESTRA: sustituto de grasa que se encuentra en productos dietéticos y lácteos, reduce las vitaminas solubles en grasa corporal.

PANTENOL, COMPLEJO DE VITAMINA B, PROVITAMINA B-5: puede ser de fuentes animales, vegetales o sintéticas, así que asegúrate de ingerir sólo vegetales.

PEPSINA: en el estómago de los cerdos. Coagulante. En algunos quesos y vitaminas. Tiene los mismos usos y alternativas que el Rennet. (Ver Rennet.)

POLISORBATO: derivado de los ácidos grasos.

POLVO DE HUESO: huesos de animal molidos. Está en algunos suplementos alimenticios como fuente de calcio.

PROPIONATO: una cera que puede ser de grasa animal. Algunas alternativas son aceite de cacahuate o vegetal.

SACARINA: endulzante artificial que causa cáncer.

SEBO: grasa cruda de ternera. Puede causar eczema y puntos negros.

SUERO DE LECHE: derivado de la leche. Comúnmente

se encuentra en pasteles, galletas, dulces y panes. Se usa para hacer queso. **ALTERNATIVAS:** suero de soya.

SUSTANCIAS DE DUODENO: del tracto digestivo de vacas y cerdos. Se añade a algunas vitaminas.

VITAMINA A: del aceite de hígado de pescado, yema de los huevos, mantequilla y sintéticos. En vitaminas y suplementos. **ALTERNATIVAS:** zanahorias, otros vegetales, citronella, aceite de germen de trigo.

VITAMINA B-12: puede venir de productos animales o de cultivos bacterianos. **ALTERNATIVAS:** vitaminas vegetarianas, leche de soya fortificada, levadura nutricional, sustitutos de carne. La vitamina B-12 es comúnmente clasificada como cianocobalamina. Los profesionales en la salud advierten que los veganos consumen de 5 a 10 g de vitamina B-12 cada día de alimentos fortificados o suplementos.

Vitamina D, ergocalciferol, vitamina D-2, ergosterol, provitamina D-2, calciferol, vitamina D-3: puede venir del aceite de hígado de pescado, leche, yema de huevo. La vitamina D-2 de grasas animales o esteroles vegetales. Vitamina D-3 es siempre de fuente animal. **ALTERNATIVAS:** fuentes vegetales y minerales; vitaminas completamente vegetarianas y exponerse al sol.

Ten en mente que aunque esto está en la lista "mala", puedes consumirlos cuando son derivados de fuentes no químicas y no animales.

INGREDIENTES QUE SUENAN FEO PERO SON INOFENSIVOS

A-TOCOFEROL O VITAMINA E: vitamina E derivada de maíz, cacahuates o soya.
ACEITE DE COCO: bueno para freír y hornear porque puede soportar altas temperaturas sin convertirse en cancerígeno. También ayuda a metabolizar los ácidos grasos del cuerpo.
ÁCIDO ASCÓRBICO: vitamina C sintética, derivada normalmente del maíz.
ÁCIDO LINOLÉICO: derivado de maíz, soya y cacahuates.
ARRURUZ: almidón natural.
AZAFRÁN: colorante natural derivado de una planta.
AZÚCAR DE DÁTIL: endulzante derivado de los dátiles.
CELULOSA: fibra vegetal.
JARABE DE ARROZ INTEGRAL: endulzante derivado del arroz integral.
SUCANAT: endulzante natural derivado de la caña de azúcar.

*Obtenido de Food Additives: a shopper's guide to what's safe and what's not de Christine Hoza Farlow, y de la Guía del consumidor de la PETA.[221]

221 Farlow, *Food Additives: a shopper's guide to what's safe and what's not*, 7-75; "Caring Consumer Guide", peta.org

12

ENTÉRATE

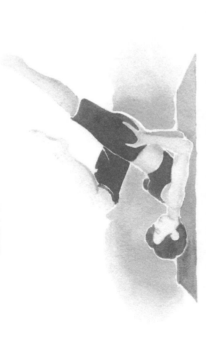

Ehh, no porque escribimos este libro somos perfectas. Si nos ves comiendo comida chatarra o armando un concurso con cervezas, no nos reproches. Creemos en disfrutar la vida y mantener un balance sano. Somos humanas. Además, también tenemos partes del cuerpo gordas y asquerosas. Somos mujeres.

*

Sí, comer cebollas y ajo hace que tu aliento huela a mierda. Pero previenen el cáncer y desintoxican tu hígado. Así que come.

*

¿Cuál es todo el drama alrededor de los aceites hidrogenados? Nosotras te decimos. Los productores añaden hidrógeno a las grasas mono o polisaturadas para cambiar su consistencia. El resultado final son ácidos grasos trans, un producto más sólido con más vida de anaquel. Margarinas, galletas, pasteles, donas, papitas, carne y lácteos pueden contener aceites hidrogenados. Los ácidos grasos trans pueden causar desviaciones en la estructura de las células, envejecimiento prematuro y predisposición a ciertas enfermedades.[222]

Piénsalo. Están literalmente alterando la estructura molecular de un producto al añadir moléculas de hidrógeno. Consumir estos alimentos alterados químicamente incrementa el riesgo de problemas cardiacos. Es triste decirlo pero el aceite hirviendo también cambia la configuración molecular y produce radicales libres. Los radicales libres no solo destruyen las grasas esenciales y las vitaminas, también se relacionan con el cáncer y los desórdenes cardiacos.[223] Es por esto que el aceite de oliva y de cacahuate, ambos muy sanos, pueden ser *muy poco sanos* en, por ejemplo, una berenjena frita o en papas fritas. Evita comer alimentos fritos (sniff) y reutilizar el aceite. Nunca calientes el aceite hasta que humee. Cocina con aceite de colza o de coco, usando temperaturas bajas por el tiempo más corto posible.

No seas coda. Sí, sí, sí, los productos orgánicos son más caros que los convencionales. Pero gastamos miles de pesos en ropa, joyería, manicure, revistas, renta, hipoteca, mensualidades y

222 Weil, *Natural Health, Natural Medicine*, 17-18.
223 Holford, 24.

otras porquerías. Seguramente tu salud y tu cuerpo (que solo tenemos uno, por cierto) son más importantes que cualquier otra cosa en tu vida. Aun si estás gastando más en comida orgánica, a largo plazo ahorrarás si preparas tu comida en casa (que siempre es más barato que comer fuera). Lo orgánico vale el dinero extra y debes apuntar a que todo lo que comas sea orgánico. Pero especialmente cuando compres frutas y verduras que te comes sin quitarles la cáscara. Siempre compra orgánicas las moras azules, fresas, zarzamoras, manzanas y peras. Los cacahuates y la crema de cacahuate también porque las convencionales están llenas de pesticidas. Comprar productos orgánicos es la única forma de garantizar que no ingieres organismos modificados genéticamente. De acuerdo con *Food Additives: a shopper's guide to what's safe and what's not*, "los genes se toman de una especie de planta, animal o virus y se insertan en otra especie para producir una característica deseada, por ejemplo resistencia a la enfermedad o cosechas más resistentes". Nadie sabe los efectos a largo plazo de comer alimentos modificados genéticamente pero están a la venta y no están etiquetados como tales. Los alimentos orgánicos certificados son los únicos que garantizan no tener modificaciones genéticas.[224]

Lavarte los dientes es una gran forma de mantener tus antojos dulces lejos. Pero dos o tres veces al día, todos los días de

224 Farlow, 41-42.

tu vida, te tragas rastros de pasta de dientes. ¿Qué contiene? ¿Químicos? ¿Endulzantes artificiales? ¿Te lo comerías? Lee los ingredientes. Compra natural.

*

La piel es el órgano más grande del cuerpo. Cada día la embarramos con pociones y cremas y maquillaje. ¿Alguna vez has leído los ingredientes en estos productos? ¿Has considerado que le pones químicos a tu órgano más grande? ¿Alguna vez piensas en todos los poros que hay en tu cuerpo y lo que pones en ellos? Con suerte, ahora lo harás. Compra productos de belleza naturales. Lo que pones *sobre* tu cuerpo es tan importante como lo que pones *en* tu cuerpo (porque, en esencia, lo que pones sobre *acabará* en), especialmente en partes del cuerpo que rasuras o depilas. Los poros abiertos no quieren ser arrasados por químicos. Tu desodorante, tu maquillaje, tu perfume y tu crema, ¿son seguros?

*

Puedes tener demasiado de lo bueno. Así que no abuses del agua o eliminarás provisiones necesarias de sal en tu cuerpo. Ocho vasos al día es una buena cantidad.

*

La sal de mar celta (diferente de la sal de mesa) contiene muchos minerales esenciales, mejora la función de los órganos y neutraliza las toxinas. También contribuye a la hidratación de nuestras células y órganos.[225]

*

Compra una vaporera. Te cambiará la vida.

*

Haz yoga. Es un ejercicio genial de cardio que fortalece, tonifica y endurece tus músculos. Es increíble para el funcionamiento de los órganos, el fortalecimiento del sistema inmunológico, combatir el insomnio, mejorar los síntomas del SPM. Vas a amar cómo te ves y cómo te sientes. Fuera de broma: si todo mundo hiciera yoga, habría paz mundial.

*

Dona sangre. Puedes salvar una vida y perder peso al mismo tiempo.

*

Abre bien los ojos contra la mala información mediática acerca del veganismo. Normalmente las industrias que se ven amenazadas por el movimiento filtran esta información. No creas nada. Todo son pinches mentiras. Un estudio "aseguraba" que alimentar a un bebé con dieta vegana rayaba en los límites del abuso infantil. Resulta que la Asociación Nacional de Ganaderos de Carne pagó el estudio. Tuvieron el cinismo de

225 "Salts that Heal and Salts that Kill", curezone.com

experimentar con niños africanos que estaban, literalmente, muriéndose de hambre. Estos niños no comían nada más que maíz y frijoles en porciones minúsculas. Cuando se agregaron porciones de carne a su dieta, su salud mejoró.[226] Bueno, por supuesto que sí. Se morían de hambre, carajo. Esto no prueba que el veganismo sea peligroso o poco sano. Sólo demuestra que la Asociación Nacional de Ganaderos de Carne es capaz de explotar el hambre y a los niños empobrecidos para crear mala prensa en contra del veganismo e incrementar las ventas de carne. Esto no es más que una desgracia y una ridiculez para Estados Unidos.

226 "National Cattlemen's Beef Association Pays for Sadistic Anti-Vegan 'Study'", vegsource.com

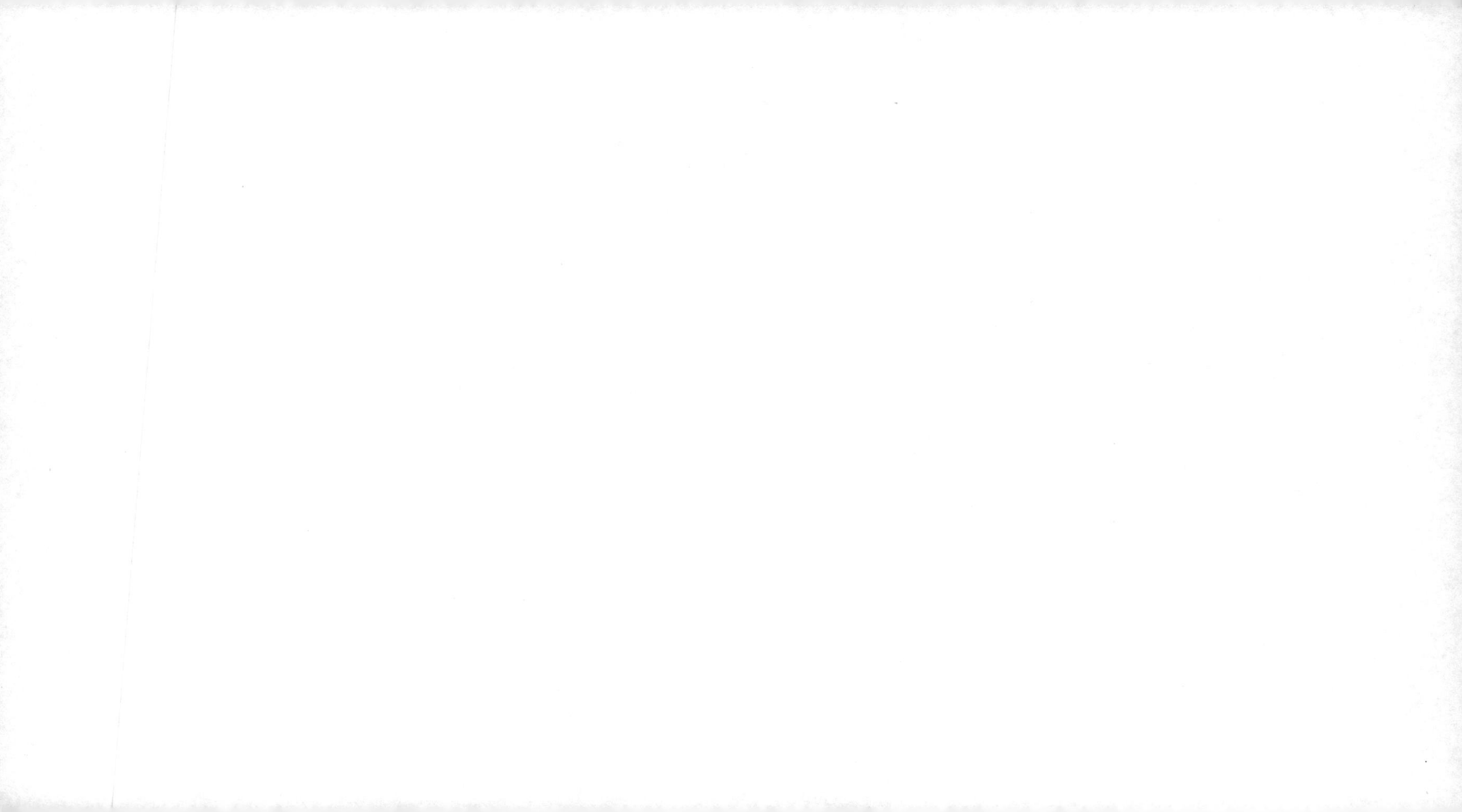

13

USA TU CABEZA

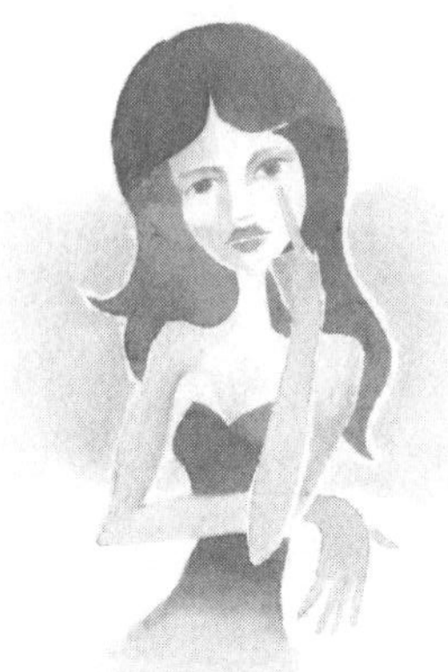

Deja de ser una cerda. Sabes lo que tienes que hacer; hazlo ya. Pero tampoco te conviertas en anoréxica. Es fácil enredarse con un nuevo estilo de vida y pasarse de la raya. Toma decisiones sanas y cuídate de la mejor manera, sin convertirte en una neurótica obsesiva.

USA TU CABEZA. No podemos repetirlo suficientes veces. Usa tu cabeza y piensa en lo que comes. Olvida todo lo que has leído, escuchado o aprendido: piensa en ti Una vez que se recupere tu cuerpo, tu cerebro y tus instintos te guiarán por el camino alimenticio correcto. Obedécelos e ignora todo lo demás. Tú conoces la verdad.

Lee los ingredientes. Esto va mano a mano con usar tu cabeza. Si planeas comer algo, debes saber exactamente qué es. Aunque sea un producto que nosotras hemos recomendado, chécalos de todas formas. Las compañías cambian sus recetas todo el tiempo. Dos productos veganos que amábamos en un inicio y recomendábamos, dejaron de ser veganos cuando terminamos de escribir este libro y tuvimos que quitarlos de la lista de productos recomendados. No confíes en nadie. Ni en nosotras. Algunos de los productos en nuestras listas no son perfectos; hacemos ciertas concesiones basadas en nuestras opiniones y deseos. Lee y decide por ti misma. Si no reconoces un ingrediente, llama al número 800 de la compañía y pregunta qué es. Si es algo que no le darías a tu cuerpo, díselos y sugiere que mejoren su producto. Las compañías verdaderamente toman en cuenta los comentarios: siempre expresa tu opinión.

Ahora que eres una *Skinny bitch*, no te conviertas en una "pinche flaca"; nos explicamos: nosotras concebimos este título –*Skinny bitch*– para llamar la atención y vender libros. Solo queríamos que nuestro mensaje llegara al mayor número de mujeres y pensamos que este título era una buena forma de hacerlo. Pero no todas somos pinches y no estamos para nada a favor de promover serlo. No hay nada peor que una mujer bonita que es una cabrona. Si te ves genial, debes sentirte muy bien al respecto y ser feliz. En vez de enfocarte en los últimos kilos que quieres perder, celebra los que ya bajaste. Progreso, no perfección. No seas insegura o competitiva, ni te sientas amenazada por otras mujeres más flacas o más bonitas que tú. Siéntete feliz por ellas; te hará ver mejor. Sonríe mucho, da cumplidos cuando puedas y sé linda con todos. Te pondrás más y más bonita y más y más flaca.

Pronto notarás que la gente (especialmente los hombres) acuden en manada hacia la nueva tú. No sólo porque estás más flaca, sino porque estás más feliz, más sana y comiendo una dieta libre de crueldades. Así que siéntete libre de compartir tu nuevo conocimiento con quien pregunte. Pasa la buena palabra pero ten cuidado de no predicar. Notarás que algunas personas se ponen muy a la defensiva respecto a su dieta cuando tú hablas de la tuya. Aunque no juzgues, la gente puede sentirse amenazada por tu rectitud. Es entendible; el hecho de que tú seas vegana focaliza la crueldad a la que ellos contribuyen y eso los puede hacer sentir incómodos. Cuando te pregunten, puedes describir lo que has aprendido del trato que se les da a los animales en las granjas y todos los beneficios que tiene ser vegano. Por favor, hazle sentir a la gente lo bien que te sientes y cuánto peso has perdido. Pero nunca sugieras que lo intenten ni los hagas sentir mal por la dieta que eligen. Ofrece prestarles tu copia de *Skinny bitch* o recomiéndales GoVeg.com. No insistas. Cada quien busca la verdad a su tiempo.

Ahora que tienes tu dieta, tu salud y tu apariencia bajo control, arregla otras áreas de tu vida. Después de todo, no tiene caso ser hermosa si tu vida es un desmadre. Termina tus relaciones codependientes, renuncia al trabajo que no va a ningún lado y olvídate de tus amistades tóxicas. Haz una lista de objetivos y empieza a cumplirlos. ¡ESTA ES TU VIDA! Vívela al máximo, sin abandono ni descuido. Aprovecha el hoy. Hazlo de nuevo mañana. Vive. Ve en busca del trabajo de tus sueños. Atrapa al hombre perfecto. No temas nada. Prueba todo. Emociónate. Baila. Nunca podrás recuperar el ayer pero el presente está aquí para que lo tomes. Haz que valga la pena.

Bravo. Tienes tu vida y tu dieta en el camino correcto. Pero aún necesitas mover tu trasero. Hacer ejercicio manda tu autoestima al cielo, reduce tus antojos por comida chatarra y te ayuda a *perder peso*. Si puedes comprometerte con una rutina de gimnasio, ¡genial! Alcanzarás tus objetivos más rápido. Pero no necesitas ser una rata de gimnasio. ¡Haz algo! Hasta puede resultar divertido. Toma clases de algo que siempre te haya llamado la atención como kickboxing o *belly dancing*. Sal a caminar después de cenar o anda en bici los fines de semana. Aún mejor, camina a tu trabajo, o vete en bici. Lo que sea que elijas, el ejercicio te hace sentir mejor respecto a ti misma. Eso no tiene precio.

Tú *eres* lo que piensas. Nuestros pensamientos, sentimientos, creencias y experiencias crean reacciones tangibles y concretas a niveles celulares y atómicos. Así que si algo es "real" o "ficticio", no importa. Si nosotros creemos, sentimos, pensamos o experimentamos algo, se convertirá en realidad. Desacelera y piensa en esto; date cuenta de las implicaciones que puede tener en tu vida. Puede trabajar para ti o en contra tuya. Por ejemplo, si *piensas* que estás gorda y las dietas nunca funcionan en ti y por siempre estarás pasada de peso, entonces sí, sí *estás* gorda, las dietas nunca sirven y serás gorda siempre. Lo que *piensas* se integra a tu cerebro, a tus células y al campo de energía que te rodea. Tus pensamientos son así de poderosos. Así que si *sientes* que deberías ser flaca y *crees* que *Skinny bitch* te ayudará a perder peso y *sabes* que este libro va a cambiarte la vida, *serás* flaca, perderás peso y tu vida cambiará. Así de simple.

En su libro *Anatomy of the Spirit*, la doctora Caroline Myss examina el vínculo incuestionable entre las emociones negativas y las enfermedades corporales. Por ejemplo, piensa en "Julieta". Su esposo la trataba con desdén y desprecio, frecuentemente decía que verla le causaba repulsión y se rehusaba a dormir con ella. No es coincidencia que a Julieta le hayan diagnosticado cáncer de mama y ovarios, reflejando su falta de amor propio a su femineidad. No podía dejar a su marido. Nunca se recuperó del cáncer y al final falleció.[227] "Joana" estaba casada con un hombre que tenía varios amoríos de los cuales ella estaba consciente, pero trataba de vivir con eso. No es sorpresa que haya desarrollado cáncer de mama. Eventualmente, confrontó a su esposo y le exigió fidelidad. Sin embargo, el era incapaz de cambiar así que ella lo dejó. Joana se recuperó del cáncer. *Anatomy of the Spirit* cuenta historias de gente que se autoenferma y se autosana con emociones y pensamientos. (Por supuesto, no estamos sugiriendo que quien tiene una enfermedad se la ha provocado a sí mismo. Pero sí afirmamos que es completamente posible.)

227 Myss, *Anatomy of the Spirit*, 53-55.

Nuestras mentes son infinitamente poderosas. Nuestros gurús favoritos de autoayuda, el doctor Wayne Dyer, Louise Hay y Tony Robbins entienden esto y todos predican la importancia de las afirmaciones diarias. Una afirmación es una declaración positiva que te permite visualizar claramente un objetivo o una actitud. Se declara como si ya sucediera y puede ser cualquier cosa:

Todos los días, de todas
maneras, mi trasero enflaca.
Todos los días, de todas maneras,
mis muslos se ven más torneados.
Todos los días, de todas maneras,
mi abdomen se ve más plano.
Todos los días, de todas maneras,
pierdo más y más peso.
Todos los días, de todas maneras,
amo más mi cuerpo.
Todos los días, de todas
maneras, estoy más y más sana.

*

Crea tus propias afirmaciones y repítelas (en tu cabeza o en voz alta, si puedes) cuando despiertes cada mañana, mientras haces ejercicio, en tu auto, en la cama cada noche. Inmediatamente notarás lo bien que te hacen sentir y quedarás helada con los resultados. Este libro es el resultado de nuestras afirmaciones, así que sabemos que de verdad funcionan.

Ahora que te amas más que nunca, usa ropa sexy. Trabajaste duro por este cuerpo y debes estar orgullosa de él. Sabemos que puede ser aterrador ponerse algo súper a la moda –como si no tuvieras derecho, o no lo merecieras. Pero eres lo suficientemente buena, lo mereces. Así que no tengas miedo de vestirte con ropa reveladora y atractiva. Éste es tu cuerpo por el resto de tu vida. Ponlo guapo y quiérelo. ¿Por qué sigues guardando tu ropa interior buena o tus atuendos especiales? Úsalos, burra. Por favor ten en mente que verte vulgar o ridícula no logra nada. Si no tienes sentido de la moda (ustedes saben quiénes son), pídele consejo a alguien.

Ahora, sabemos que insistimos con que te veas lo mejor posible pero, por el amor de Dios, no asocies lo que vales con tu apariencia. Somos seres espirituales que caminamos en trajes de piel. Nuestro interior es mucho más importante que el exterior. Así que ni madres, no se te ocurra medir lo que vales con la atención o validación que te den los hombres. Se siente bonito ser apreciada pero no es una necesidad. Quiérete a ti misma y cómo te ves, aunque parezca que nadie más lo hace. Con el tiempo, tu confianza y tu amor propio atraerán al correcto.

Bueno, aquí está todo en blanco y negro. Sinceramente esperamos que tomes el conocimiento que has aprendido y lo utilices a partir de este momento. TÚ tienes el poder de cambiar tu vida, y en realidad es algo simple. Usa tu cabeza, pierde kilos.

EPÍLOGO

¿A poco el hombre no es un animal increíble? Mata especies salvajes por millones para proteger a sus animales domésticos y su alimentación. Después mata a los animales domésticos en miles de millones y se los come. Después mata a millones de hombres, porque comer todos esos animales provoca condiciones de salud degenerativas y mortales, como enfermedades cardiacas, enfermedades de riñón y cáncer. Así que después el hombre mata más y más millones de animales buscando la cura para *esas* enfermedades. En otros lugares, millones de seres humanos mueren por hambre y desnutrición porque la comida que podrían comer está siendo consumida para engordar animales domésticos. Mientras tanto, algunas personas mueren de tristeza por el absurdo humano de matar tan fácil y tan violentamente, y una vez al año mandar tarjetas rezando por la "paz en la Tierra".

–Prefacio de *Old McDonald's Factory Farm*, de C. David Coates

LECTURAS RECOMENDADAS

LIBROS

Slaughterhouse, Gail A. Eisnitz

Breaking the Food Seduction, Neal Barnard, M.D.

Carbophobia: The story truth about America's low-carb craze, Michael Greger, M.D.

The China Study, T. Colin Campbell, Ph.D. y Tomas M. Campbell, II

Diet for a Poisoned Planet, David Steinman

Dominion, Matthew Scully

Eat More, Weigh Less, Dean Ornish, M.D.

Fast Food Nation, Eric Schlosser

The Food Revolution, John Robbins

The McDougall Program, John McDougall, M.D. y Mary McDougall

Prevent and Reverse Heart Disease, Caldwell B. Esselstyn, Jr.

The Way We Eat, Jim Mason y Peter Singer

LIBROS ESPIRITUALES Y DE AUTOAYUDA / CD'

Your Erroneous Zones, Dr. Wayne Dyer

Real Magic, Dr. Wayne Dyer

You'll see it when you believe it, Dr. Wayne Dyer

Notes from a Friend, Anthony Robbins

Get the Edge (CD), Anthony Robbins

Anatomy of the Spirit, Caroline Myss

LIBROS DE COCINA

Skinny Bitch in the Kitch, de sus servidoras, Rory Freedman y Kim Barnouin

The Uncheese Cookbook, Joanne Stepaniak

The Garden of Vegan, Tanya Barnard y Sara Kramer

How it all Vegan, Tanya Barnard y Sara Kramer

The Compassionate Cook, PETA y Ingrid Newkirk

CalciYum, David y Rachelle Bronfman

The Native Foods Restaurant Cookbook, Tanya Petrovna

The Candle Café Cookbook, Joy Pierson y Bart Potenza con Barbara Scott-Goodman

Vegan Planet, Robin Robertson

Veganomicon, Isa Chandra Moskowitz y Terry Hope Romero

Viva le Vegan!, Dreena Burton

Very Vegetarian, Jannequin Bennet

The Vegan Table, Colleen Patrick Goudreau

The Joy of Vegan Baking, Colleen Patrick Goudreau

Veganpeace.com ofrece recetas y reseñas de recetarios vegetarianos

GUÍA DE RESTAURANTES

happycow.net (¡Este sitio es el cielo en la tierra! Puedes encontrar todos los restaurantes vegetarianos cerca de ti y, cuando viajas, puedes asegurarte de hacer una búsqueda local.)

vegoutguide.com

PÁGINAS WEB PARA MERCANCÍA

veganstore.com

veganessentiales.com

animalrightsstuff.com

alternativeutfitters.com

feelgoodtees.com

mooshoes.com

veganunlimited.com

thevegetariansite.com

vegsexshop.com

PÁGINAS WEB

skinnybitch.net

goveg.com

meat.org

peta.org

farmsanctuary.com

pcrm.org

cok.net

protectinganimals.org

veganmd.org

atkinsexposed.org

veganoutreach.org

afa-online.org

organicconsumers.org

holisticmed.com

congress.org
anthonyrobbinsdc.com
drwaynedyer.com
hayhouse.com
oa.org (comedores compulsivos anónimos)

PÁGINAS WEB DE COMIDA

vegieworld.com
deliciouschoices.com
veganstore.com
rawbalance.com
playfood.org
treehuggingtreats.com
simpletreats.com
chocolatedecadence.com
leaheyfoods.com
vegandreams.com
goodbaker.com
rosecitychocolates.com
eataw.com
nutrilicious.com
allisonsgourmet.com
healtyh-eating.com

P. D.

¡Espera! Tenemos que confesar algo. No podría importarnos menos estar flacas. No te asustes ni te enojes; definitivamente perderás peso si adoptas el estilo de vida de *Skinny bitch*. Sin embargo, nuestra verdadera esperanza es que te conviertas en alguien más sano. No queremos que nadie se obsesione con estar flaca. Cuando comes bien y haces ejercicio, te sientes fuerte, sana y segura. Empiezas a amar tu cuerpo –no porque pierdes peso– porque te sientes genial. Es un trabajo interior. Finalmente estás tratando a tu cuerpo como el templo que es.

La comparación es el ladrón de la alegría. No importa lo que hagamos, la mayoría de nosotros nunca se verá como supermodelo o celebridad y aceptar eso hará que nuestra vida sea mucho mejor. Así pues, ¿qué importa si sólo hay un estándar de belleza perpetuado por Hollywood al que no pertenecemos? No te creas esa mierda. Cuida el cuerpo con el que fuiste bendecida de manera excelente y... ¡ámalo, ámalo, ámalo!

–Rory Freedman y Kim Barnouin

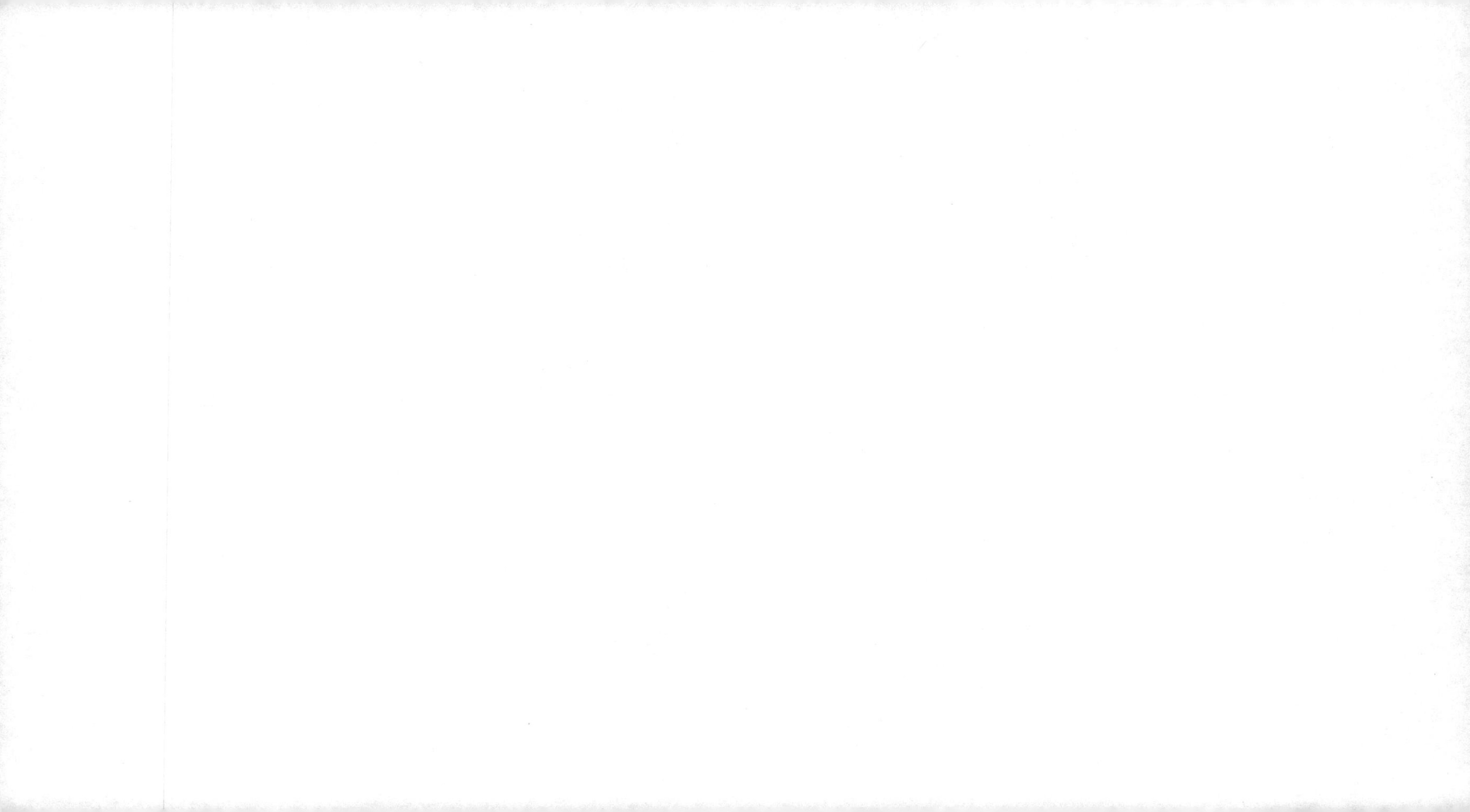

Este ejemplar se terminó de imprimir en Abril de 2013,
En Impresiones en Offset Max S.A. de C.V.
Catarroja 443 Int. 9 Col. Ma. Esther Zuno de Echeverría
Iztapalapa, C.P. 09860, México, D.F.